DE LA

RÉTENTION INCOMPLÈTE D'URINE

AU POINT DE VUE ANATOMIQUE ET CLINIQUE

DANS LES CAS

DE LÉSIONS PROSTATIQUES

ET DE RÉTRÉCISSEMENT DE L'URÈTHRE

TRAVAIL COURONNÉ PAR LA COMMISSION DU PRIX CIVIALE
POUR L'ANNÉE 1878

PAR

Le Dr Alfred JEAN,
Ancien interne en médecine et en chirurgie des hôpitaux de Paris,
Prix Civiale (1878),
Membre de la Société anatomique et de la Société clinique,
(Médaille de bronze de l'Assistance publique),

PARIS
A. PARENT, IMPRIMEUR DE LA FACULTÉ DE MÉDECINE
31, RUE MONSIEUR-LE-PRINCE, 31

1879

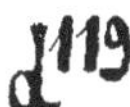

DE LA

RÉTENTION INCOMPLÈTE D'URINE

AU POINT DE VUE ANATOMIQUE ET CLINIQUE

DANS LES CAS DE LESIONS PROSTATIQUES

ET DE RÉTRÉCISSEMENT DE L'URÈTHRE

DE LA

RÉTENTION INCOMPLÈTE D'URINE

AU POINT DE VUE ANATOMIQUE ET CLINIQUE

DANS LES CAS

DE LÉSIONS PROSTATIQUES

ET DE RÉTRÉCISSEMENT DE L'URÈTHRE

TRAVAIL COURONNÉ PAR LA COMMISSION DU PRIX CIVIALE
POUR L'ANNÉE 1878

PAR

Le Dr Alfred JEAN,
Ancien interne en médecine et en chirurgie des hôpitaux de Paris,
Prix Civiale (1878),
Membre de la Société anatomique et de la Société clinique,
(Médaille de bronze de l'Assistance publique),

PARIS
A. PARENT, IMPRIMEUR DE LA FACULTÉ DE MÉDECINE
31, RUE MONSIEUR-LE-PRINCE, 31

1879

DE LA

RÉTENTION INCOMPLÈTE D'URINE

AU POINT DE VUE ANATOMIQUE ET CLINIQUE

DANS LES CAS DE

LÉSIONS PROSTATIQUES

ET DE RÉTRÉCISSEMENT DE L'URÈTHRE

INTRODUCTION.

En 1822, l'Académie de médecine et de chirurgie de Vienne avait proposé un prix extraordinaire pour le meilleur ouvrage sur la question suivante :

« Quelles sont les maladies promptement ou tardivement mortelles de la vessie ou de l'urèthre, abstraction faite des calculs vésicaux, auxquelles les vieillards sont exposés ? »

De nombreux mémoires furent présentés, et Sœmmering, déjà connu par ses études antérieures, remporta le prix.

Dans cet ouvrage (1) traduit en français en 1824, Sœmmering décrit avec une très-grande clarté les principales

(1) Sœmmering. Maladies de la vessie et de l'urèthre, traduites par Hollard, 1824.

affections de la vessie et de l'urèthre principalement chez les vieillards. Le catarrhe de la vessie, la paralysie de cet organe, l'incontinence d'urine sont peut-être les chapitres les plus appréciés. Mais ce qui frappe surtout dans ce travail, c'est le rôle important, et qui nous paraît aujourd'hui peut-être exagéré, que l'auteur fait jouer à la goutte dans la production et l'entretien de la plupart des affections des voies urinaires dans les dernières périodes de la vie.

En 1823, Ducamp (1) traitant des rétentions d'urine causées par le rétrécissement de l'urèthre, mentionne et même étudie avec soin la rétention incomplète. A la page 41, il s'exprime ainsi : « Dans le rétrécissement, si après avoir uriné autant qu'il peut le faire, le malade recommence ses efforts, il urine derechef, preuve manifeste que la vessie ne se vide pas entièrement. »

Et plus loin (p. 67) : « La vessie ne se débarrasse que de la partie la plus gênante de son contenu, et reste dans un état continuel de plénitude. L'urine pouvant sortir par un jet très-mince, on pourrait être porté à croire que cet état de plénitude disparaît par intervalles, et que le malade peut, en y mettant le temps, vider tout aussi complétement sa vessie, en urinant par un petit jet qu'en urinant par un jet plus volumineux. Si cette supposition était fondée, le malade rendrait à la fois autant d'urine que dans l'état sain, et ne pourrait plus en rendre en renouvelant ses efforts *immédiatement* après avoir uriné; or tout le contraire a lieu. »

La rétention incomplète de l'urine avait donc été mentionnée dans le cours des affections intéressant principalement l'appareil excréteur. Et cependant, les accidents auxquels la présence d'une urine plus ou moins altérée

(1) Ducamp. Rétentions d'urine causées par le rétrécissement de l'urèthre, 1823.

peut donner naissance, et les lésions anatomiques qu'on rencontre dans ces cas, étaient imparfaitement connus; aussi Civiale, dans son Traité pratique (1), parlant du séjour forcé de l'urine dans la vessie, s'exprime ainsi :

« Le séjour prolongé et plus ou moins forcé de l'urine dans son réservoir, embrasse une série de questions qu'on n'a pas encore assez étudiées, et dont on comprendra l'importance, si l'on veut bien se rappeler qu'en séjournant extraordinairement dans la vessie, l'urine s'altère, acquiert des propriétés irritantes, et produit, à son tour, des inflammations, des érosions, des ulcérations des parois vésicales, et devient une des principales causes des productions et des dégénérescences organiques. »

A la même époque, et dans les années suivantes, Mercier (2) dans ses nombreuses publications, et principalement dans ses *Recherches sur les valvules du col de la vessie comme cause de rétention d'urine,* insiste (page 111) sur ces cas dans lesquels « le malade ne vide pas complétement sa vessie, et dans lesquels le besoin d'uriner se reproduit d'autant plus vite que l'évacuation a été moins complète. »

Depuis cette époque un certain nombre de mémoires ont été publiés, ayant des rapports plus ou moins éloignés avec la question qui nous occupe. Nous trouvons épars dans les articles de dictionnaires, dans les traités classi-

(1) Civiale. Traité pratique des maladies des organes urinaires, t. III, p. 221, 1837-41.

(2) Mercier. Recherches anatomiques sur la prostate des vieillards. In Bull. Soc. anat. 1836.

Mémoire sur la véritable cause et le mécanisme de l'incontinence, de la rétention et du regorgement d'urine chez les vieillards. In Gaz. méd. 1840.

Recherches sur les maladies des organes urinaires, principalement chez les hommes âgés.

Recherches sur les valvules du col de la vessie, cause fréquente de rétention d'urine. 2e édition, 1848.

ques de Phillips et de Thompson, de nombreux passages qui faciliteront beaucoup notre tâche.

Cependant la remarque de Civiale est encore vraie aujourd'hui ; il n'existe pas, à notre connaissance du moins, d'étude d'ensemble sur cette question, et pourtant les malades atteints de cette affection sont nombreux ; il s'en présente souvent, principalement dans les hospices de vieillards, les maisons de retraite et dans certains services de chirurgie. Nous en avons observé un très-grand nombre dans le service de notre excellent maître, M. le professeur Guyon.

Civiale avait dit que l'étude de la rétention embrasse une série nombreuse de questions inexplorées. Ce savant auteur résout quelques-unes de ces questions avec un talent magistral, mais son attention reste localisée sur l'appareil urinaire ; il décrit bien au moment de la cachexie urineuse, l'état typhoïde grave du malade, état qu'il constate surtout chez les sujets affaiblis, mais il note à peine l'influence du poison sur les autres parties de l'organisme et ne nous montre pas les troubles fonctionnels limités parfois, au début de la maladie, à des organes n'ayant avec la vessie et les reins que des rapports anatomiques très-éloignés.

Pour nous, l'horizon s'étend plus loin ; et nous espérons démontrer bientôt que les troubles morbides sont le plus souvent complexes et généralisés. L'étude clinique du malade, aidée de l'anatomie pathologique, viendra confirmer ce que nous avançons.

Pendant les deux années que nous avons passées dans le service de notre excellent maître, notre attention a été appelée à chaque instant, par l'enseignement journalier du professeur au lit du malade, et dans ses leçons cliniques, sur les accidents souvent redoutables et funestes dus à l'évacuation incomplète de l'urine; il nous a été donné aussi d'examiner dans de nombreuses autopsies, les lésions complexes et profondes intéressant plusieurs appareils.

Nous avons aussi largement puisé aux richesses anatomiques du musée de l'hôpital Necker, et grand nombre de pièces nous ont servi de modèles pour la description anatomique.

Les nombreuses observations recueillies avec soin depuis dix ans par les internes qui nous ont précédé ont été toutes examinées, et nous en publions un certain nombre à l'appui de notre étude; qu'il nous soit permis de remercier tous nos anciens collègues qui ont rassemblé ces matériaux et ont rendu notre tâche plus facile.

Mais nous ne devons pas oublier que c'est à l'initiative de notre maître M. Guyon que nous devons l'idée de ce travail, et pendant nos recherches il n'a cessé de nous aider de ses conseils et de son expérience.

Ce travail comprendra plusieurs points; nous chercherons d'abord, dans un court chapitre, à indiquer l'ensemble des symptômes et l'aspect du malade lorsqu'il se présente à notre observation.

L'étude anatomique des lésions observées formera le second chapitre.

Dans un troisième, nous reprendrons en détail les principaux symptômes, en nous efforçant de montrer les liens qui les unissent les uns aux autres.

Le dernier chapitre sera consacré au choix du traitement.

CHAPITRE PREMIER.

ASPECT GÉNÉRAL DU MALADE.

Les malades se présentent à nous se plaignant le plus ordinairement d'uriner souvent. C'est habituellement le seul phénomène morbide qu'ils aient remarqué, car ils ne souffrent pas, et même assez souvent, c'est le hasard seul, quelque circonstance imprévue, une maladie accessoire soit de l'appareil urinaire, soit de toute l'économie, qui nous met en rapport avec ces malades qui ne présentent ni catarrhe, ni troubles fonctionnels manifestes. Mais ils sont gênés, incommodés par ces mictions fréquentes le jour, plus fréquentes la nuit, qui les réveillent toutes les heures ou toutes les deux heures.

Le jour, ils doivent satisfaire immédiatement ces besoins d'uriner, car s'ils attendent quelque peu, ils éprouvent une difficulté assez grande pour l'émission, ou bien laissent écouler malgré eux une quantité plus ou moins grande d'urine sur leurs vêtements. Mais la nuit, parfois, ils ne se réveillent pas assez tôt pour uriner, et s'aperçoivent d'un certain degré d'incontinence.

Jusqu'alors ils ne souffrent pas, ils éprouvent seulement une certaine lenteur à uriner, et sont forcés de faire des efforts expiratifs assez grands pour que le jet d'urine se maintienne et que le liquide ne coule pas en bavant. Leurs muscles alors entrent en action comme dans le phénomène de l'effort, et certains malades doivent même s'accroupir pour favoriser l'émission du liquide urinaire.

L'état général est très-bon, les fonctions digestives sont peut-être un peu paresseuses, mais il n'en résulte aucune gêne pour les malades. Ceux-ci, et même les médecins sont souvent trompés par cet état latent, qui, si on n'y porte pas remède, va devenir plus ou moins rapidement la cause de désordres très-graves.

Le malade reste dans cet état, vaquant à ses occupations, pendant des mois, des années même, croyant que ces légers accidents doivent être mis sur le compte de la vieillesse.

Mais tôt ou tard, la lenteur et la difficulté de la miction s'accusent : le malade se fatigue de pousser; l'incontinence qui était exceptionnelle, devient la règle, et longtemps après que le malade a fini d'uriner, les dernières gouttes tombent par leur propre poids sans être chassées par les contractions musculaires; alors, bien que la miction soit terminée, le malade a quelquefois conscience de n'avoir évacué qu'une partie de son contenu vésical.

Les mictions étaient fréquentes, nullement douloureuses; elles le deviennent bientôt, et chaque évacuation est accompagnée d'un sentiment de brûlure qui ne cesse qu'après l'émission des dernières gouttes.

Le malade constate aussi que, bien que les besoins soient très-fréquents, il rend à chaque miction une assez notable quantité d'urine, et le matin son vase de nuit est rempli complétement.

Ces quelques troubles existent sans changer notablement les conditions d'existence du malade, et il serait même étonné si on lui disait qu'il est atteint de rétention d'urine incomplète. En effet, les mictions sont fréquentes, la quantité d'urine rendue est aussi abondante, si non plus que d'habitude, et l'incontinence pourrait lui faire croire que la vessie est vide et que l'urine s'échappe mesure qu'elle est sécrétée par les reins.

Mais que ce malade fasse un excès quelconque, soit de travail, soit surtout de boissons, et le lendemain il ne pourra plus du tout uriner, il aura une rétention complète, et viendra consulter. Pour lui, surtout si on a affaire à un homme qui ne s'observe pas, cette rétention aiguë sera le premier phénomène morbide; mais pour le médecin, la recherche minutieuse des antécédents lui permettra presque toujours de reconstituer plus ou moins complétement la chaîne des accidents légers que nous venons de mentionner.

Rarement en effet la rétention complète est un symptôme initial de la stagnation de l'urine; c'est le plus souvent à titre d'accident aigu, d'épiphénomène qu'elle se montre dans le cas que nous étudions.

Cette rétention aiguë cède au bout de vingt-quatre ou trente-six heures par le repos et les bains, ou bien par le cathétérisme, et le malade se croit à peu près guéri.

Mais bientôt les accidents antérieurs reparaissent plus nettement accusés, le malade commence à maigrir, l'état général est moins bon, et si on l'examine on trouve des symptômes pathognomoniques qui ne permettront plus de mettre en doute le diagnostic.

En effet le malade a le plus souvent de l'incontinence soit vraie, soit fausse (nous nous expliquerons plus loin sur la valeur de ces mots); sa chemise, son pantalon, ses draps sont souillés par l'urine. Sa vessie remonte plus ou moins haut au-dessus des pubis ; par le toucher rectal, on sent une tumeur plus ou moins saillante qui n'est autre que la vessie refoulant la face antérieure du rectum ; de plus, souvent on sent très-facilement l'hypertrophie soit générale soit partielle de la prostate. Si le malade est plus jeune, dans certains cas l'exploration de l'urèthre nous indiquera un ou plusieurs rétrécissements assez étroits et anciens; parfois ces deux lésions existeront ensemble.

Quelquefois la vessie ne remonte pas au-dessus des pubis, et cependant elle retient plusieurs centaines de grammes de liquide; seul le doigt introduit dans le rectum sent la tumeur vésicale; c'est qu'on a alors affaire à la rétention incomplète *sans distension*, que l'on peut opposer à la rétention *sans distension* que nous venons de mentionner.

Mais le signe important, pathognomonique pour ainsi dire, nous est fourni par le cathétérisme. Si on sonde le malade immédiatement après qu'il vient d'uriner, on est tout surpris de retirer de 200 à 700 grammes d'urine, alors que les efforts du malade étaient demeurés impuissants. Cette urine est ordinairement pâle, décolorée, trouble, légèrement laiteuse, et ne laisse déposer que très-peu par le repos. Elle est souvent légèrement acide ou neutre à son émission, mais ne tarde pas à devenir ammoniacale.

Le malade se plaint alors de douleurs, parfois à la région lombaire, le plus souvent à l'hypogastre.

Les fonctions digestives sont altérées, la bouche est sèche, brûlante, la salive est acide, la langue rouge, brunâtre ; elle se fendille, se recouvre d'un enduit noirâtre; elle est comme grillée; on voit très-souvent du muguet; le malade se plaint de nausées, de vomissements alimentaires et bilieux; le plus souvent, il y a une constipation opiniâtre qui est remplacée dans les derniers jours par une diarrhée profuse.

Les battements du cœur sont faibles, précipités; le pouls devient irrégulier. La fièvre s'allume; tantôt elle est presque continue avec paroxysmes, tantôt elle procède par accès isolés.

Enfin la peau prend une teinte jaunâtre, terreuse, et le malade présente un état typhoïde très-manifeste.

Ce qui frappe dans cette énumération rapide des principaux symptômes, c'est de voir que la lésion ne reste pas purement locale, mais qu'elle envahit plusieurs appareils et se traduit par des symptômes généraux très-accusés. Les désordres ne sont donc pas localisés exclusivement à l'appareil urinaire ; ils vont plus loin, tendent à envahir toute l'économie et à aboutir à une cachexie spéciale.

Nous reviendrons plus tard sur chacun des principaux symptômes que nous venons d'énumérer ; notre but a été simplement de donner ici une vue d'ensemble.

A quoi va aboutir ce complexus symptomatique? Tantôt les lésions sont anciennes, profondes, et le malade vient consulter lorsqu'il est à bout de forces. Alors les symptômes sont au complet, la vessie a de plus en plus de peine à se vider; l'urine s'altère, devient purulente, la vessie s'enflamme, la fièvre devient continue et la température s'élève de plus en plus; les fonctions digestives ne s'effectuent plus; la langue est fendillée, recouverte de muguet; le pouls devient irrégulier; le poumon se congestionne à la base, et le malade est dans un état adynamique très-prononcé, pouvant à peine répondre aux questions qu'on lui adresse; parfois on voit survenir quelques phénomènes ataxiques, de la carphologie, des soubresauts des tendons, du subdélirium, la nuit surtout, enfin des complications inflammatoires du côté de la parotide, indiquant une terminaison funeste à rapide échéance.

D'autres fois, les symptômes peuvent être moins complets et moins effrayants ; sous le fait du repos, de l'hygiène et d'un traitement méthodique, on voit les accidents diminuer, la langue se nettoyer, l'appareil digestif retrouver en partie ses fonctions, la contractilité vésicale reparaître quelque peu et l'état général se relever. Le malade quitte l'hôpital amélioré. Mais il ne tarde pas à y revenir; car, soit par suite de négligence dans le traitement, soit par suite des progrès de l'affection, les symptômes morbides n'ont pas tardé à apparaître de nouveau, et cette fois plus graves que précédemment.

Un traitement local et général pourra encore conjurer cet état, mais cet amendement sera très-incomplet et très-fugace. Le malade pourra avoir aussi deux, trois et même quatre améliorations successives, toutes moins complètes l'une que l'autre, mais tôt ou tard il arrivera à la cachexie que nous avons mentionnée plus haut et à la terminaison fatale

Enfin, il est une autre série de cas, malheureusement assez rares, dans lesquels quelques-uns des symptômes se montrent isolés; souvent l'état général est bon, le malade ayant seulement quelque peine à vider sa vessie, et ayant par cela même de légers accès fébriles. Dans ces cas, la guérison est complète en très-peu de temps par un traitement approprié.

La maladie revêt donc deux formes : l'une se terminant toujours par la mort, tantôt rapidement au milieu d'un cortége de symptômes aigus, tantôt d'une façon lente et progressive; l'autre étant susceptible d'une guérison rapide.

Pourquoi ces deux formes ? C'est que l'une et l'autre reconnaissent des ordres de cause bien différente, d'une part le rétrécissement de l'urèthre, d'autre part les lésions prostatiques. Dans les deux cas, il y a toujours obstacle à l'émission, mais dans le premier cet obstacle peut être levé chirurgicalement, et, supprimant la cause, nous supprimons l'effet, à moins toutefois que la lésion ne soit trop ancienne et n'ait retenti du côté de l'appareil sécréteur et dans l'économie tout entière.

Dans les cas de lésions prostatiques, au contraire, l'obstacle ne peut être levé ; le traitement palliatif seul peut être employé. Cet obstacle, devenant de plus en plus considérable, soit par suite de l'hypertrophie progressive, soit surtout à cause de la lésion du réservoir vésical, il est très-facile de comprendre que la marche croissante des lésions se traduira cliniquement par une aggravation progressive dans les symptômes.

Nous sommes donc en présence de deux grandes causes de rétention partielle, les seules que nous puissions étudier actuellement, d'une part les rétrécissements de l'urèthre, d'autre part les lésions prostatiques (hypertrophie et néoplasmes).

La rétention incomplète peut se montrer dans un grand nombre d'autres circonstances, principalement dans le cas d'affections médullaires, lorsque l'appareil urinaire est comprimé par une tumeur pelvienne, et très-souvent chez la femme dans le cas de cancer de l'utérus. Certaines de ces causes agissent comme celles que nous étudions, d'autres par un mécanisme différent.

Mais nous nous croyons obligé de laisser de côté ces faits intéressants pour nous borner à l'étude déjà très-vaste que nous avons entreprise.

CHAPITRE II.

ANATOMIE ET PHYSIOLOGIE PATHOLOGIQUE.

Lorsqu'on examine les viscères d'un homme mort de cachexie urineuse, on rencontre des lésions multiples et variées, intéressant à différents degrés les principaux appareils de l'économie.

Notre but n'est pas de décrire toutes ces lésions; certaines en effet, très-bien connues, appartiennent en propre à l'histoire des rétrécissements, de l'hypertrophie de la prostate, du catarrhe vésical, et s'il nous fallait entrer à ce sujet dans quelques détails, il nous faudrait reprendre toute l'anatomie pathologique de ces maladies ; aussi nous les mentionnerons seulement comme cause des altérations plus profondes que nous aurons à décrire; nous nous bornerons à étudier d'une façon spéciale les complications viscérales qui aggravent l'état du malade et le conduiront plus ou moins rapidement à la terminaison fatale.

Ces complications portent naturellement en première ligne sur l'appareil urinaire, aussi bien sur l'appareil sécréteur que sur l'appareil excréteur; c'est ainsi que la vessie, les uretères et les reins seront directement intéressés. Le tissu cellulaire ambiant ressentira très-souvent l'inflammation des organes creux; aussi, à côté des lésions vésicales et rénales, aurons-nous très-souvent à décrire la péricystite et la périnéphrite.

Mais ces lésions ne resteront pas cantonnées sur un seul département de l'organisme ; elles se généraliseront bientôt et s'étendront à l'appareil digestif, circulatoire et glandulaire.

Nous aurons donc deux grandes divisions à faire :

A. Lésions intéressant les organes urinaires.
B. Lésions intéressant des organes éloignés.

Toutes les lésions que nous allons décrire ne se rencontrent pas avec une égale fréquence dans les rétrécissements de l'urèthre et dans les affections inflammatoires chroniques de la vessie et de la prostate. Très-complexes et très-étendues dans ces derniers cas, elles en sont pour ainsi dire la règle, tandis que dans le cas de rétrécissement, elles ne se montrent que rarement, encore sont-elles souvent fugaces et transitoires, et disparaissent-elles rapidement avec la cause qui les a produites, c'est-à-dire au moment du rétablissement du cours normal des urines par l'uréthrotomie interne ou la dilatation; cependant chez quelques malades atteints de rétrécissements anciens, étroits et tortueux, le cours de l'urine est tellement entravé que ceux-ci ressemblent beaucoup à ces prostatiques dont nous venons de parler; aussi ne devons-nous pas nous étonner de rencontrer chez eux des lésions étendues, disséminées et parfois aussi profondes.

A. — Lésions des organes urinaires.

1° *Vessie.*

Les altérations de la vessie portent principalement sur sa capacité, sa forme, ses rapports et sa structure.

a). Capacité de la vessie. — La capacité moyenne de la vessie à l'état normal est de 500 à 600 centimètres cubes. Chez les malades qui vident incomplétement leur vessie, ce viscère est presque toujours dilaté; toutes les causes en effet qui viennent affaiblir sa contractilité ou porter atteinte à sa sensibilité agissent dans ce sens; on ne rencontre guère une diminution notable de la capacité de ce réservoir que dans certaines cystites chroniques, s'accompagnant de pyélo-néphrite; mais alors il n'y a pas stagnation urinaire; au contraire, la vessie très-intolérante ne peut supporter que quelques grammes de liquide et les mictions ont lieu à chaque instant avec une force de projection assez grande.

Dans les cas qui nous occupent, cette dilatation n'est pourtant pas poussée à un degré extrême, il ne s'agit pas de ces vessies énormes qui permettent de penser à une ascite; il n'y a rien de commun par exemple avec ce cas de Franck, dans lequel la vessie avait refoulé le diaphragme vers la cavité thoracique et ne comptait pas moins de quatre-vingt livres de liquide.

Le plus souvent la vessie peut contenir de 1000 à 1500 grammes de liquide, quelquefois 2000 ; nous disons *peut contenir*, car, en réalité, dans la rétention incomplète, on retire très-rarement 1500 grammes d'urine de la vessie ; on n'atteint ce chiffre que lorsque, pour une raison quelconque, le malade présente une rétention aiguë complète, ce qui se rencontre à certains intervalles chez les malades atteints de stagnation incomplète.

b.) Forme de la vessie. — A l'état normal, lorsque la vessie est à demi distendue, elle présente la forme d'un ovoïde, un peu aplati d'avant en arrière, à grosse extrémité inférieure et à grand axe vertical.

Chez nos malades, les bords et les angles sont arrondis et la vessie devient à peu près globuleuse.

Mais les modifications importantes se montrent principalement au niveau de la face inférieure. Nous savons que cette face est divisée en deux parties par la ligne transversale qui relie l'orifice des deux uretères ; la partie antérieure correspond au triangle de Lieutaud, la partie postérieure au bas-fond. C'est ce bas-fond qui est agrandi, élargi ; car c'est là que stagne le résidu urinaire que la contraction musculaire sera impuissante à évacuer. *Deux causes* contribuent à l'agrandissement de ce bas-fond ; d'abord c'est le point le plus déclive de la vessie, par conséquent c'est le point qui est le plus constamment en contact avec l'urine ; de plus, par suite de l'hypertrophie prostatique, le col vésical est élevé et ses rapports sont changés ; en effet l'hypertrophie des lobes latéraux de la prostate porte aussi bien sur leur face vésicale que sur leur face rectale, et ces deux lobes font une saillie qui dépasse le niveau de la surface vésicale; la partie antérieure de la face inférieure est donc élevée et cette élévation contribue à rendre le bas-fond plus profond.

Parmi les autres changements de forme de la cavité vésicale, nous devons encore mentionner la déformation du col. Normalement il a la forme d'un petit croissant à concavité postérieure et offre en arrière à peine un léger relief. Dans les cas qui nous occupent, le lobe médian hypertrophié s'avance en avant et forme une sorte de soupape. Ce sont sans doute des cas de ce genre qui ont fait dire à J. B. Bianchi que le col de la vessie n'a pas de sphincter et qu'il est bouché par une soupape formée par la prostate (*Explic. nova mechanismi quo urinæ in vesica continentur*). C'est alors que l'orifice vésical a la forme d'un croissant très-prononcé; il est presque toujours tellement évasé qu'on peut y introduire l'index.

Chez les vieux rétrécis, le col est parfois aussi déformé; mais ce qui est remarquable, c'est que l'ouverture est béante, et le véritable sphincter vésical, au lieu d'être au niveau du col, se trouve placé au niveau du rétrécissement. La connaissance de ce fait nous sera plus tard d'une certaine utilité pour l'explication de certains cas d'incontinence d'urine.

c). *Rapports de la vessie.* — Les rapports de la vessie, nous le savons, varient à l'état sain suivant le degré de vacuité ou de plénitude de l'organe. Chez nos malades qui ne vident pas complétement le contenu de leur réservoir urinaire, nous comprendrons sans peine que l'accumulation de l'urine se fera surtout à la partie la plus déclive, et que les variations de rapports porteront d'abord sur le bas-fond. En effet, par le toucher rectal, nous constatons la saillie de la vessie à la partie antérieure du rectum au-dessus du relief prostatique, saillie qui peut être parfois assez volumineuse pour déterminer un rétrécissement temporaire du rectum et empêcher l'évacuation des matières fécales. A ce degré il existe dans la vessie de 200 à 500 grammes de liquide, et la main, placée à la région hypogastrique, ne sent pas le globe vésical distendu. C'est ce premier degré de dilatation vésicale qui s'accompagne, comme nous le verrons plus tard, de *rétention d'urine incomplète sans distension*. A cela peuvent se borner les rapports anormaux; et même certains malades arrivent à la cachexie par insuffisance d'excrétion urinaire sans avoir jamais présenté de distension véritable. Mais le plus souvent il n'en est pas ainsi, et la vessie s'emplit de plus en plus, dépasse les pubis de plusieurs travers de doigt, atteint l'ombilic, et même peut s'élever beaucoup plus haut dans la cavité abdominale; nous avons alors affaire à la *rétention incomplète avec distension*. Le cul-de-sac recto-vésical est plus ou moins remonté, et la séreuse péritonéale paraît dans certains cas détachée de la paroi vésicale ou, du moins, le glissement est très-facilité par la présence d'un tissu cellulaire lâche et lamelleux. Cependant, dans certains cas, la vessie ne reste pas libre et isolée; le contact permanent d'une urine plus ou moins altérée a irrité ses parois, et le tissu cellulaire du petit bassin s'est enflammé chroniquement; si cette inflammation est partielle, il en résulte des adhérences qui inclinent la vessie d'un côté ou de l'autre, en avant ou en arrière; si l'inflammation est générale, ce qui est la règle, toute la vessie sera entourée d'un tissu dense, fibreux, qui l'immobilisera en partie et l'empêchera de se contracter d'une façon efficace.

Nous ne faisons actuellement que mentionner ces adhérences périvésicales pour expliquer ces changements de rapports dus à l'irritation chronique de l'organe ; nous allons les étudier complétement tout à l'heure à propos des altérations de structure.

Altérations de structure.

Toutes les fois qu'un corps étranger est en contact prolongé avec des tissus vivants, il imprime à ces tissus des modifications qui aboutissent anatomiquement à l'inflammation plus ou moins lente.

Chez nos malades, l'urine stagne dans le bas-fond; il y aura donc au bout d'un certain temps irritation, altération de structure ayant pour cause le processus inflammatoire. C'est donc certaines lésions de la cystite chronique que nous allons décrire. Nous le savons, la cystite chronique est rarement idiopathique; elle est presque toujours consécutive ou symptomatique. Nous ne sommes plus au temps où Rayer (t. VII, p. 117) assignait comme cause principale de la cystite le vice rhumatismal, goutteux, psorique, dartreux; nous savons bien que la plupart du temps son développement est préparé par d'autres lésions des voies urinaires, telles que le rétrécissement et les altérations de la prostate. Aussi c'est donc pleinement entrer dans notre sujet que d'étudier ces lésions inflammatoires comme conséquence de l'irritation prolongée due à un corps étranger agissant et d'une façon mécanique et d'une façon vitale.

Chez les malades qui meurent de cachexie urineuse, nous avons vu que le plus souvent la vessie est dilatée, qu'elle a changé de forme et de rapports.

Ses parois sont le plus souvent hypertrophiées. Cette

hypertrophie porte sur toute la capacité de l'organe ou bien sur certains points localisés. Aussi croyons-nous utile d'étudier ces altérations de structure dans chaque tunique isolément.

1° *Muqueuse.* — A l'état normal, la muqueuse est d'un blanc rosé, formée d'une trame conjonctive, recouverte d'un épithélium dont les cellules les plus superficielles sont aplaties et lamelleuses, tandis que les profondes sont coniques et cylindriques. Dans le col vésical et vers le bas-fond, on trouve de petites glandes en forme d'utricules simples ou agrégées.

Chez nos malades, le plus souvent la muqueuse est d'un gris cendré et inégalement épaissie. Le réseau capillaire se dessine en arborisations plus ou moins accusées; telle est la règle lorsque la maladie a été de longue durée. Mais quand il y a eu des symptômes fébriles nettement accusés, quand il y a eu une cystite aiguë terminale, alors presque toujours la muqueuse est parsemée de plàques ardoisées, parfois uniformément disséminées, plus souvent limitées à la face postérieure, au bas-fond et au col de la vessie. Sur ces plaques ardoisées on rencontre souvent des taches ecchymotiques, tantôt disposées en nappe, tantôt d'un aspect punctiforme. C'est ce que nous avons noté dans plusieurs de nos observations, principalement chez le nommé Coupart.

Parfois la muqueuse est parsemée de granulations d'un gris noir et d'une épaisseur très-mince; les unes discrètes, surtout vers le sommet et la face antérieure; les autres confluentes vers le bas-fond. (Obs. n° V).

Sur ces plaques vasculaires et ecchymotiques, on rencontre parfois de petites érosions multiples à bords irréguliers et peu profondes, n'envahissant pas le tissu sous-muqueux.

La surface de la muqueuse est parfois lisse, d'autres fois boursouflée légèrement tomenteuse ; elle est quelquefois recouverte d'exsudations fibrineuses, rappelant les fausses membranes de la diphthérie.

A l'examen microscopique, nous avons trouvé dans ces cas, à la surface de la muqueuse, une masse de fibrine à l'état granuleux et à l'état fibrillaire, emprisonnant dans ses mailles des globules rouges, et des cellules plates de la vessie ayant subi une transformation granuleuse plus ou moins avancée.

Dans d'autres cas (Obs. V), au lieu de cette masse fibrineuse, nous avons rencontré, après durcissement et coloration au picro-carminate, une couche de pus assez considérable, dont les globules sont les uns colorés uniformément, les autres très-granuleux.

La muqueuse, avons-nous dit, est le plus souvent épaissie et soulevée par des colonnes très-épaisses ressemblant aux parois du cœur. Ces colonnes dépendent d'une altération de la couche musculeuse ; aussi nous en occuperons-nous plus tard.

Cet épaississement de la muqueuse est bien d'origine inflammatoire. Ainsi le microscope démontre, outre l'augmentation des fibres conjonctives, la présence d'une très-grande quantité de cellules embryonnaires fortement colorées et réparties d'une manière uniforme. Cependant elles nous ont paru plus abondantes au voisinage des glandes utriculaires du bas-fond et du col, et ces glandes sont entourées d'une véritable paroi fibreuse de nouvelle formation ; il y a en un mot de la périglandulite.

Le tissu sous-muqueux est aussi très-épaissi et rempli de noyaux inflammatoires.

Dans certains cas, l'inflammation de ces parties peut être portée plus loin et aboutir à la suppuration. Tantôt elle se fait en nappe, comme Ruysch l'a observée, tantôt le pus se réunit en plusieurs petits foyers distincts ; nous devons dire toutefois que ces abcès sous-muqueux sont beaucoup moins fréquents que les suppurations sous le péritoine, dont il sera bientôt question. Cependant Civiale (t. III, p. 51) en cite des exemples. Nous trouvons dans Ambroise Paré (lib. XVII, ch. LIX) l'observation suivante de catarrhe chronique avec abcès vésicaux :

« J'ai souvenance d'avoir traicté avec M. Houlier, médecin très-docte, M. Goyet, avocat du roi au Chastelet de Paris, lequel avait une strangurie et pissotait ordinairement, tant le jour que la nuict, avec très-grandes douleurs, se plaignant sentir grande chaleur et cuisson à la vessie et à l'extrémité de la verge, et jetant ses urines laicteuses et à la fin de l'urine et du pus. On luy fit beaucoup de remèdes... Devisant avec ledit Houlier pour sçavoir la cause des susdits accidents, il me dit que Goyet avait la vessie teigneuse et rogneuse, avec petits ulcères, et lorsque l'urine tombait à la vessie, elle mordiquait les ulcères. Ledit Goyet estant décédé, je fis l'ouverture de son corps à la présence dudit Houlier, et trouvasmes la vessie toute calleuse et pleine de pustules de grosseur d'un petit pois, et lorsque je les comprimais, en sortait du pus tout blanc, tel que celuy qui était jeté avec les urines pendant la vie. »

Dans l'observation d'Angot, (VIII) ces abcès sous-muqueux sont notés avec soin, ainsi que leur communication avec la cavité vésicale. Nous trouvons en effet cette phrase : En disséquant le tissu périvésical, on tombe de temps en temps sur de petits abcès recouverts en dehors d'une mince couche de tissu cellulaire, et communiquant d'autre part directement avec le fond des anfractuosités circonscrites par les colonnes.

Dans nos examens histologiques, nous n'avons pu constater l'état de l'épithélium. Nous savons en effet qu'il se desquame rapidement et qu'il n'existe plus vingt-quatre heures après la mort. Nous avons souvent constaté du vivant des malades, dans les urines, de nombreuses cellules vésicales soit isolées, soit formant une lamelle assez étendue. Le plus souvent beaucoup de ces cellules étaient saines; quelques-unes seulement étaient granuleuses. Mais nous savons qu'à l'état sain l'urine renferme toujours quelques cellules vésicales, non-seulement normales mais aussi granuleuses. Nous ne voyons donc rien de caractéristique dans ces cas relativement à l'épithélium vésical.

A propos des altérations de la muqueuse, nous devrions peut-être examiner l'urine contenue dans la vessie. Nous préférons renvoyer cette étude au chapitre des symptômes. Qu'il nous suffise actuellement de savoir que l'urine qui s'écoule à l'ouverture de la vessie est habituellement fétide, alcaline, filante et glaireuse, et qu'elle contient une grande quantité de pus.

Musculeuse. — La tunique musculaire de la vessie se compose de trois couches : l'une superficielle, située sous la séreuse et composée de fibres longitudinales ; la seconde formée de fibres circulaires, et enfin la couche profonde ou plexiforme en rapport plus ou moins intime avec la muqueuse. L'altération porte sur ces trois couches et aussi sur le tissu interstitiel qui sépare les fibres musculaires.

Disons-le de suite, cette altération consiste la plupart du temps dans une hypertrophie plus ou moins généralisée et portée parfois à un degré considérable. Tantôt toutes les fibres paraissent participer également à cette hypertrophie et l'augmentation d'épaisseur est uniforme, la paroi interne paraît presque aussi lisse que la paroi externe; d'autres fois, et ces cas sont plus fréquents, l'hypertrophie paraît s'attaquer davantage aux couches circulaire et plexiforme, et ce travail se traduit non-seulement par une épaisseur plus grande de la tunique, mais aussi et surtout par la production de colonnes très-volumineuses et très-nombreuses, principalement sur le bas-fond et la face postérieure.

Dans le cas de rétention d'urine, cette hypertrophie des parois a été mentionnée depuis bien longtemps.

Etudiée par Baillie et de Bingen (1) au siècle dernier, nous la trouvons quelques années plus tard mentionnée dans les lettres de Morgagni (2). Nous y trouvons même cette observation que nous transcrirons en abrégé :

« Vir annorum septuaginta, cum diurna migendi dif-
« ficultate laborasset, ut non nisi catheteris ope urinam
« redderet, aucto in dies morbo, in Bononiensi nosocomio
« Sanctæ Mariæ de vita decumbere coactus est. Ibi dum a
« lithotomo per catheterem urinæ exitus, sed incassum,
« quærebatur, subsecuta laboriosa respiratione cum ster-
« tore mortuus est. *Vesicæ urinariæ fibræ adeo creverant,*
« *ut cordis lacertos figura et magnitudine referent.* »

Depuis lors, dans tous les traités spéciaux, nous trouvons mentionnée cette augmentation de fibres musculaires.

Mais bien que très-fréquente, cette lésion n'existe pas toujours. Non-seulement la vessie n'est pas toujours hypertrophiée, mais elle peut paraître amincie. Cruveil-

(1) De Bingen. De carnositate vesicæ urinariæ. Altdorf, 1759.

(2) Morgagni. Epist. XLI, art. 6.

hier (1) dit : « Dans quelque cas de rétention chronique avec engorgement, la vessie amincie présente à peine quelques vestiges de la tunique musculeuse. » Ce qui pour Cruveilhier et la plupart des auteurs est l'exception, va devenir la règle pour Civiale (2). Cet auteur avait besoin de ces faits pour venir au secours de sa théorie de l'atonie primitive de la vessie ; aussi, traitant de la stagnation de l'urine, il dit que dans une première série de cas, *qui est la plus nombreuse*, les parois vésicales, minces, molles, décolorées, paraissent ne pas avoir leur développement complet. Dans d'autres circonstances plus rares, les parois vésicales sont hypertrophiées, même à un haut degré, et cependant leur contractilité est enrayée ou même détruite presque complétement. Cet amincissement, dont Civiale parle à chaque instant, est très-rarement général; lorsqu'il existe, il est le plus souvent localisé à un point de la face postérieure correspondant à une cellule vésicale; on comprend aisément que lorsque la tunique musculeuse a cédé en un point et que la muqueuse a fait hernie pour s'accoler à la séreuse, l'épaisseur soit très-amoindrie en ce point ; c'est ce que nous avons constaté chez un tuberculeux mort avec des accidents de cystite ulcéreuse et dont la pièce a été préparée pour le musée Civiale ; c'est ce qui existait de la façon la plus évidente chez le nommé Farré, (obs. II) dont nous rapportons plus loin l'observation et dont la vessie est aussi conservée dans le même musée.

Actuellement il est bien reconnu que l'hypertrophie est la règle, l'amincissement l'exception.

Dans les nombreuses observations recueillies à l'hôpital Necker depuis dix ans, nous n'avons trouvé que *deux* cas

(1) Cruveilhier. Traité d'anatomie pathologique, t. III, p. 139.

(2) Civiale. Traité pratique des maladies des organes urinaires, t. III, p. 223.

dans lesquels la couche musculeuse soit réellement amincie. (Ils portent les numéros 4 et 13 du registre de M. Guyon.)

Dans les observations avec autopsie que nous publions, l'état de la vessie est toujours mentionné avec soin ; quelque fois l'épaisseur est normale, très-souvent augmentée ; une fois nous avons trouvé la vessie amincie ; c'est dans l'observation de Mouchet ; (VII) la vessie était très-distendue par l'urine, et il paraissait y avoir un amincissement notable en certains points. Cette hypertrophie se produit lentement et par suite d'un travail inflammatoire chronique ; cependant, dans certains cas, elle peut se montrer assez rapidement. Cruveilhier (1) s'est assuré que des sujets qui n'avaient jamais eu d'affection des voies urinaires ont eu, après un mois de rétention d'urine et de catarrhe vésical, une hypertrophie considérable de la vessie. Ce fait rentre du reste dans cette loi établie par les recherches de Louis : que *toutes les fois qu'un organe creux éprouve de la difficulté à se débarrasser des liquides qu'il contient, il s'hypertrophie.*

Dans ces cas d'hypertrophie vésicale, nous trouvons, le plus souvent, sur la face interne, des colonnes parfois très-épaisses et affectant des directions sur lesquelles nous croyons devoir appeler l'attention.

Deux grandes classes d'obstacles mécaniques produisent l'évacuation incomplète, *les rétrécissements de l'urèthre et les lésions prostatiques*, mais *avec une inégale fréquence*, la rétention incomplète étant relativement rare dans les cas de rétrécissement.

La variété de l'obstacle paraît jouer un rôle important dans la disposition et l'existence des colonnes.

(1) Cruveilher., Anat. path., t. II, p. 847.

Pour chercher à mettre ce fait en lumière, dépouillons quelques-unes de nos observations.

Chez le nommé Angot, mort à 69 ans, d'une hypertrophie de la prostate et d'une incontinence, nous voyons la muqueuse soulevée par des colonnes extrêmement saillantes à 1 centimètre au-dessus des uretères, on trouve principalement une colonne très-grosse, horizontale, formant une véritable couronne au bas-fond vésical.

Chez le N° Coupart, (obs. V) sur la face postérieure surtout, nombreuses colonnes transversales; peu de disposition réticulée.

Chez le N° Demaret, (obs. IX) les colonnes vésicales sont horizontales, forment des couronnes concentriques, et sont situées surtout en arrière de l'orifice des uretères.

Chez le N° Marchal, (obs. X) colonnes très-marquées qui siégeaient surtout à la face postérieure et au niveau du bas-fond; elles sont horizontales et concentriques.

Chez le N° Voinot, (obs. XI) la muqueuse est soulevée par des colonnes épaisses qui forment des bourrelets et qui circonscrivent une dizaine de cellules peu spacieuses. Hypertrophie considérable du bourrelet transversal qui relie les orifices vésicaux des uretères, et qui sépare le trigone du bas-fond de la vessie. Ce bourrelet est saillant, et derrière lui existe une dépression assez profonde, mais en remontant d'avant en arrière, on trouve des colonnes transversales assez saillantes, qui circonscrivent circulairement le bas-fond de la vessie.

Chez le N° Lallemand, (obs. IV) les colonnes affectent deux directions principales. Sur les faces latérales, on trouve deux colonnes très-épaisses, une de chaque côté, verticales, occupant toute la hauteur de la vessie; ces colonnes sont réunies l'une à l'autre par d'autres colonnes horizontales et très-nombreuses, représentant parfaitement les barreaux d'une échelle dont les colonnes verticales seraient les montants,

Au niveau du bas fond, ces colonnes horizontales s'unissent aux verticales, en décrivant une légère courbure à concavité supérieure, et forment avec celles-ci un véritable fer à cheval ouvert en haut.

Tous ces passages appartiennent à l'histoire de malades morts de lésions prostatiques. Chez un seul, le nommé Marchal, il s'agissait d'un rétrécissement par écrasement du bassin ; la lésion datait de douze ans, et l'autopsie a démontré que l'obstacle à l'émission de l'urine, était nonseulement le rétrécissement, mais une masse indurée, fibreuse, formée par la prostate et des tissus cicatriciels, masse qui avait dévié le canal, et se comportait comme un obstacle prostatique.

Dans toutes ces observations, il y avait rétention incomplète avec distension de la vessie, sauf chez le nommé Lallemand.

La musculeuse se ressemble donc toujours sauf chez ce dernier malade. *Les colonnes forment toujours une couronne elliptique et horizontale au niveau du bas fond. la contraction musculaire de ces colonnes a pour action de rapprocher les cercles concentriques, et par conséquent de diminuer la capacité du bas fond* qui remonte en masse, et permet la sortie par le col vésical dévié et dilaté d'une certaine quantité de l'urine qui y séjournait, témoignage constant de la lutte que la vessie doit soutenir constamment.

C'est peut-être à la disposition spéciale des colonnes chez Lallemand, qu'on doit rapporter l'absence de distension de la vessie, car si nous nous reportons à l'observation, nous voyons que ce malade n'a jamais eu de rétention complète avec tumeur vésicale au-dessus des pubis. En effet, ces colonnes à concavité supérieure et en fer à cheval devaient au moment de la contraction élever le bas fond d'une façon beaucoup plus efficace que ne le peuvent faire des colonnes horizontales ; ajoutons à cela la contraction des colonnes verticales qui diminuent le diamètre vertical de la vessie en rapprochant le sommet du col, et nous arriverons à expliquer l'absence de distension permanente.

Dans d'autre cas de rétention incomplète, on ne trouve plus ces colonnes horizontales dont nous venons de parler. *C'est lorsque la rétention est due à un rétrécissement de l'urèthre.* Dans ces cas la muqueuse vésicale n'est plus soulevée par des sortes de cordages tendineux, *elle est lisse, unie, tandis que la couche externe de la musculeuse est hypertrophiée, et forme des reliefs longitudinaux* qui apparaissent très-nettement dès qu'on a disséqué la tunique péritonéale.

C'est ce que nous voyons, non pas toujours, mais dans certains cas types sur les pièces du musée Civiale. M. le professeur Guyon mentionne ce fait dans ses cliniques lorsqu'il nous montre les différences qui séparent les vessies des prostatiques de celles des rétrécis. Chez ces derniers malades, dit-il, *la vessie est en général peu augmentée de volume, globuleuse, les parois sont épaisses, hypertrophiées, la face interne lisse, le plus souvent sans trace de colonnes ; chez les prostatiques au contraire, il y a augmentation de capacité dans les deux tiers des cas et colonnes très-marquées dans la même proportion.*

A l'appui de cette opinion, nous pouvons citer l'observation XVI, due à notre collègue et ami Lebec, et que nous publions plus loin. Le malade était un homme vigoureux, nullement cachectique, âgé de 54 ans. Il avait un rétrécissement très-serré, et mourut en quelques heures d'une déchirure spontanée de la partie prostatique de l'urèthre, en arrière de son rétrécissement. Cet homme vidait encore assez bien sa vessie, il n'avait pas de distension permanente. C'était donc un premier degré de rétention incomplète. Nous trouvâmes la vessie de dimensions à peu près normales, mais hypertrophiée d'une façon très-régulière dans sa couche musculeuse ; il n'existait pas de colonnes sous la muqueuse mais un lacis feutré, indiquant la participation de tous les éléments musculaires dans la contraction de l'organe tout entier.

Cette disposition était aussi très-acccusée sur une pièce provenant du service de M. le professeur Germain Sée, et présentée à la Société anatomique au mois de mai dernier.

Il s'agissait d'un homme d'une cinquantaine d'année qu'on avait trouvé sans connaissance sur la voie publique et qu'on avait transporté à l'hôpital ; il ne tarda pas à succomber sans avoir retrouvé ses sens. A l'autopsie on trouva les deux reins atrophiés au plus haut degré et pesant à peine quelques grammes ; les uretères et les bassinets étaient très-dilatés et remplis de pus ; la vessie globuleuse contenait 700 à 800 grammes d'urine purulente, et la région membraneuse de l'urèthre était le siége d'un rétrécissement très-étroit ; les parois de la vessie étaient très-épaisses, la muqueuse lisse et non soulevée par de colonnes charnues ; sous le péritoine qui était peu adhérent et peu infiltré de graisse, on voyait les fibres musculaires externes extrêmement hypertrophiées former des saillies longitudinales très-accusées et d'une coloration aussi foncée que celle des muscles striés. Ce malade avait évidemment succombé à une attaque d'urémie comateuse par défaut d'excrétion, et les lésions vésiculaires témoignaient des efforts que l'organe avait dû faire pour s'opposer à l'obstacle dû au rétrécissement.

De ces deux ordres de faits, il résulte *que l'obstacle prostatique agit principalement sur la couche profonde circulaire et plexiforme de la vessie en donnant naissance à des colonnes le plus souvent horizontales, tandis que les obstacles uréthraux manifestent leur action surtout sur la couche externe longitudinale*, ainsi qu'il résulte des derniers exemples que nous venons de citer.

Comment expliquer cette sorte de divergence dans les effets anatomiques de deux obstacles mécaniques ?

La *nature* de l'obstacle peut-elle nous donner une explication satisfaisante ? Nous ne le pensons pas ; car nous ne voyons pas comment expliquer ainsi cette sorte de sélection des obstacles prostatiques pour les fibres circulaires, des obstacles uréthraux pour les fibres longitudinales.

Le *siége* de ces obstacles nous rendra-t-il mieux compte de ces altérations ? Peut-être. On comprend assez bien en effet que lorsqu'un obstacle à l'émission de l'urine siége entre le col vésical et le méat, la vessie tout entière réagisse et cherche à expulser son contenu à l'aide de ses fibres longitudinales qui sont les plus fortes ; que d'autre part, lorsque la prostate est hypertrophiée, il y a une élévation du col et un changement de rapport, tels que le bas-fond est par cela même constitué, et se trouve constamment contenir une certaine quantité de liquide.

Mais nous croyons que ce n'est là qu'une cause adjuvante. Ce qu'il faut faire surtout entrer en cause à notre avis, c'est l'*âge du sujet, et le processus pathologique*.

Les rétrécissements surviennent d'habitude entre 25 et 50 ans ; c'est donc une maladie propre à l'âge adulte, à l'âge où tous les tissus de l'organisme peuvent réagir d'une façon franche contre les obstacles qu'ils rencontrent. De même que l'exercice méthodique des membres supérieurs, ou des muscles du triceps sural aboutiront chez l'adulte à l'augmentation de volume du biceps et des muscles du mollet ; de même, l'effort journalier de la vessie qui lutte contre le rétrécissement amènera une exagération générale dans la force de contractilité ; il se passera ce que nous voyons se produire pour le cœur dans le rétrécissement aortique ; la quantité de sang qui distend le ventricule gauche est constante, et l'orifice de sortie est rétréci ; la force d'expulsion doit donc s'accroître et la rapidité du courant augmenter ; la résultante est l'hypertrophie générale du ventricule gauche. De son côté la vessie lutte tout entière : la résultante est l'hypertrophie simple des fibres qui contribuent le plus à l'effacement de sa cavité, c'est-à-dire des *fibres longitudinales.*

Les lésions prostatiques surviennent au contraire à un âge avancé ; elles sont l'apanage de la vieillesse ; un très-petit nombre des malades dont nous retraçons l'histoire ont moins de 62 ans ; quelques-uns ont de 75 à 90 ans. A cet âge, nous le savons, tous les tissus, aussi bien le tissu musculaire lisse que le tissu strié, ont perdu une grande partie de leur force de réaction ; les battements du cœur sont moins forts, et cet organe est en dégénérescence graisseuse : les mouvements péristaltiques de l'intestin sont plus lents et très-souvent on voit survenir de la parésie intestinale ; les contractions des muscles de l'abdomen sont moins énergiques, les aponévroses se laissent distendre et la production de hernies est favorisée. De même la vessie, dont l'évacuation complète est rendue plus difficile par un obstacle organique, aura beaucoup plus de peine à réagir, et cette réaction ne sera plus générale mais simplement *locale* ; ce sera le bas-fond seul qui se contractera ; là en effet l'urine qui y est constamment versée, et qui est plus ou moins altérée, agira comme un véritable stimulus, et déterminera une irritation qui aboutira à une réaction incomplète.

Ces considérations théoriques trouvent leur confirmation dans l'étude anatomique et histologique des tissus.

Lorsqu'un malade affecté d'un rétrécissement très-étroit meurt sans avoir présenté la cachexie urineuse, comme par exemple le malade de M. G. Sée, ou le malade de l'observation XVI, on voit les fibres musculaires hypertrophiées présenter une coloration rouge très-prononcée; elles sont réunies par faisceaux, et nous ne pouvons mieux les comparer quant à la coloration qu'aux faisceaux de l'utérus à la fin de la gestation, ou aux colonnes charnues des oreillettes; ces fibres sont contiguës l'une à l'autre et ne sont séparées que par très-peu de tissu cellulaire.

Dans les anciennes lésions prostatiques, les fibres sont tout aussi épaisses, mais elles sont pâles, grisâtres, peu résistantes, parfois friables et séparées l'une de l'autre par une quantité plus ou moins grande de tissu adéno-fibreux.

Tel est l'aspect que nous avons noté dans toutes nos observations.

Civiale (*loc. cit.* p. 81) avait déjà remarqué ces deux aspects différents des vessies hypertrophiées. Tantôt, dit-il, les fibres charnues de la vessie grossissent, se colorent et s'arrondissent; ce développement paraît s'opérer d'après la loi qui régit l'hypertrophie des autres organes. A part le changement survenu dans le volume, la consistance, la couleur du muscle hypertrophié, on y retrouve la même structure, la même organisation que dans l'état sain. Et plus loin (p. 82) il ajoute : Dans quelques cas, au lieu d'être seulement hypertrophiées, les parois vésicales augmentent d'épaisseur par le fait d'un travail phlegmasique, auquel tous les tissus prennent d'autant plus part que la maladie est plus ancienne.

Mercier (*loc. cit.* p. 65) procédant par induction, avait aussi mentionné ces désordres dus à l'irritation prolongée de la vessie. « Dans les muscles, dit-il, qui ont eu pendant longtemps un foyer d'inflammation dans leur voisinage, on voit d'abord que le tissu est noirâtre, et que cette coloration est due à une foule de petits points noirs formés par du sang coagulé dans de petits vaisseaux, puis le muscle diminue en volume et en longueur, et à mesure que sa consistance augmente, il perd son élasticité et se transforme en tissu fibreux ; les petits vaisseaux oblitérés se rétractent et forment des cordons fibreux. Telles sont les phases, ajoute-t-il, que j'ai pu suivre sur des muscles plus faciles à observer que le sphincter de la vessie, et je ne crois pas pousser l'induction trop loin, en disant que celui-ci, soumis à la même influence, doit éprouver les mêmes modifications. »

Si maintenant à l'étude à l'œil nu nous joignons le secours du microscope, la démonstration sera encore plus parfaite.

Dans le Dictionnaire pratique nous trouvons une observation de M. Valette (1) dans laquelle l'examen microscopique a été fait. Il s'agit d'un vieillard de 75 ans, opéré cinq ans auparavant pour un cancroïde du gland. Au bout de trois ou quatre ans le jet d'urine diminua, devint filiforme et le malade présenta de l'incontinence continuelle. Le malade succomba au bout de quelques jours. La tunique musculeuse de la vessie était hypertrophiée, le tissu musculaire avait perdu son élasticité et sa teinte normales, il se laissait plus facilement dilacérer. Ces modifications ont

(1) Dictionnaire pratique des sciences médicales, t. X, p. 671, art. Cystite chronique.

pour cause un épaississement du tissu connectif interstitiel qui forme autour des faisceaux musculaires des traînées blanchâtres, d'étendue variable; les éléments contractiles sont atrophiés, segmentés, granulo-graisseux ; ils finissent par disparaître, et en certains points il ne reste plus qu'un tissu connectif de formation nouvelle et tout à fait impropre au rôle d'agent de constriction.

Nous avons étudié au microscope plusieurs pièces et voici le résultat de nos recherches :

Chez la plupart des malades qui ont succombé dans le service de M. le professeur Guyon, depuis le 1er janvier 1878, nous avons fait l'examen histologique de la vessie et des reins. Chez tous, nous avons trouvé des altérations identiques, ne différant l'une de l'autre que par le degré plus ou moins avancé de la lésion. C'est surtout dans les observations de Lallemand, Coupart et Farré (obs. VI, V, II), que nousavons trouvé l'ensemble du processus morbide, et ce sont ces cas qui vont nous servir de guide.

Les faisceaux composés de fibres lisses sont considérablement augmentés de volume et ressemblent au premier abord à du tissu strié. A un faible grossissement (objectif n° 1 et oculaire n° 1), on distingue très-nettement sur une coupe horizontale les faisceaux circulaires sous forme de languettes allongées, et les faisceaux longitudinaux qui sont coupés perpendiculairement. Ces faisceaux au lieu d'être séparés, comme à l'état normal, par de légers tractus celluleux, sont entourés d'un véritable tissu conjonctif, fibreux en certains points, plus jeune en d'autres, mais contenant toujours entre ses fibres une grande quantité de cellules embryonnaires. A un plus fort grossissement, (objectif n° 3) on voit très-nettement, surtout sur les faisceaux coupés perpendiculairement, des tractus fibreux partir de la face interne de cette enveloppe conjonctive, qu'on pourrait comparer au sarcolemme, et venir diviser ces faisceaux en d'autres beaucoup plus petits; plus les tractus s'éloignent de l'enveloppe fibreuse, plus ils deviennent celluleux et renferment de jeunes cellules.

Quant aux fibres musculaires, elles sont certainement augmentées de nombre; leur diamètre et leur longueur augmente très-probablement aussi, ainsi que cela nous a paru résulter de l'étude comparative de vessies saines et de vessies malades; toutefois nous ne voudrions pas affirmer ce dernier point.

Dans l'intimité du faisceau musculaire, on voit par places des cellules embryonnaires interposées entre chacune des fibres cellules qui restent serrées les unes contre les autres. Ce fait est assez difficile à observer, car sur un faisceau musculaire lisse, coupé perpendiculairement, on a quelque peine à reconnaître la coupe des fibres cellules d'une cellule embryonnaire; cependant celle-ci est colorée assez fortement en rouge par le picro-carminate, tandis que la fibre musculaire présente une teinte jaunâtre uniforme. En d'autres points, toujours dans l'épaisseur du faisceau musculaire, certaines fibres lisses ont disparu en laissant un espace occupé, non plus par du tissu embryonnaire, mais par un tissu plus ancien formé de fibrilles celluleuses. Les vaisseaux, artérioles et veinules, ont des parois très-épaissies.

Entre les faisceaux musculaires on rencontre parfois un grand nombre de vésicules adipeuses.

Dans tous ces cas graves il existe donc un processus *inflammatoire* très-évident, une véritable *cystite interstitielle,* en tout point comparable à l'hépatite et à la néphrite interstitielle. De même que dans ces lésions, le tissu de nouvelle formation altère la fonction de sécrétion, de même il entravera les contractions des fibres vésicales, qui, bien qu'hypertrophiées, ne pourront plus agir qu'imparfaitement.

Ainsi donc l'étude microscopique vient nous confirmer ce que la clinique d'une part, et l'examen de la lésion à l'œil nu nous avaient déjà révélé.

Il nous paraît presque impossible de produire par l'expérimentation des obstacles prostatiques. Nous verrons plus loin qu'on a pu en liant l'uretère d'un cobaye étudier dans le rein les lésions dues à la stagnation d'une urine altérée; cette étude ne peut être faite pour la vessie.

Mais il nous a été donné d'examiner une pièce intéressante, qui nous paraît remplacer avantageusement l'expérimentation. Ce cas a été présenté à la Société anatomique en novembre 1878 par notre collègue et ami Barth, et nous le rapportons au chapitre des observations.

Il s'agit d'un enfant de 6 ans qui entra à l'hôpital avec tous les symptômes d'une rétention incomplète d'urine avec distension. La cause de cette rétention demeurait inconnue, le cathétérisme ayant démontré qu'il n'y avait pas de calcul vésical. Au bout de six semaines, l'état général qui était relativement bon commença à s'affaiblir, les urines étaient louches, lactescentes, le petit malade urinait par regorgement; les fonctions digestives étaient languissantes; en un mot, on trouvait chez cet enfant tous les signes de la cachexie que nous observons chez nos vieux prostatiques. L'enfant mourut, et l'autopsie fit reconnaître des lésions très-intéressantes. Le canal de Müller persistait et formait une poche diverticulaire en arrière de la vessie, l'urine pouvait y pénétrer par l'utricule prostatique, de telle sorte qu'il y avait une tumeur assez volumineuse qui refoulait en avant la partie inférieure de la face postérieure de la vessie et simulait ainsi une grosse prostate. La muqueuse vésicale était soulevée à ce niveau et formait une véritable valvule analogue aux valvules de Mercier, ce qui rendait la miction très-difficile, sinon impossible. L'obstacle prostatique étant constitué, rien d'étonnant que l'on eût observé, chez cet enfant, les symptômes cliniques et les complications inhérentes aux affections de la prostate, et qu'on trouvât à l'autopsie les lésions vésicales que nous avons notées chez le vieillard.

En effet, la vessie était distendue, ses parois épaisses, considérablement hypertrophiées, la muqueuse offrait des plaques ecchymotiques, la musculeuse très-developpée, dessinait des colonnes charnues dirigées *transversalement;* les deux uretères étaient réunis par une bandelette musculaire horizontale, le bas-fond existait comme chez le vieillard, avec des cercles musculaires transversaux. Au microscope, les faisceaux charnus étaient augmentés de volume, et enveloppés par des travées épaisses de tissu conjonctif qui les étouffaient en beaucoup de points. Les uretères, les calices, les bassinets étaient dilatés, les reins atrophiés, avec hydronéphrose double.

La faible résistance des tissus chez cet enfant peut donc être comparée à ce que nous observons chez le vieillard, et ce fait rend suffisamment compte de la ressemblance dans les symptômes et dans les lésions. (Consulter l'observation n° XXXIII.)

Ainsi donc, ce cas de tératologie peut se placer comme une transition insensible et toute naturelle entre l'anatomie pathologique d'une part, et la physiologie pathologique d'autre part.

Tunique séreuse et tissu cellulaire ambiant.

Le péritoine qui recouvre la couche musculaire de la vessie, participe le plus souvent à l'hyperplasie générale;

la séreuse est épaissie et se laisse parfois décoller assez facilement ; il en résulte que la vessie peut se dilater plus complétement et que les culs-de-sac péritonéaux, le postérieur surtout, s'élèvent très-notablement.

Mais à cela ne se borne pas le plus souvent l'altération. Normalement la séreuse est séparée de la musculeuse par une mince couche de tissu cellulaire ; dans les cas qui nous occupent, ce tissu cellulaire présente presque toujours des altérations, soit générales, soit partielles ; c'est toujours le même processus inflammatoire ; d'abord le tissu s'indure, puis dans certains cas survient la suppuration.

Les épaississements partiels du tissu sous-séreux se rencontrent particulièrement à la face antérieure de la vessie près du pubis, et à sa face postérieure vers le bas-fond. Ils peuvent être très-limités ou occuper une large surface. Civiale a observé plusieurs cas dans lesquels était intéressée une très-petite partie du viscère. Les tissus qui les forment offrent une très-grande résistance, et sont tellement confondus les uns avec les autres, qu'à peine laissent-ils apercevoir encore quelques traces de leur organisation première ; lorsque l'état morbide a fait de grands progrès, il survient une sorte de dégénérescence, et les parties ont quelquefois une apparence lardacée qui les rapproche du squirrhe, ou de l'altération décrite par S. B. Brodie (1) sous le nom de fongus hématode.

Le plus souvent cet épaississement paraît se produire surtout aux dépens des parties voisines de la vessie, avec lesquelles elle a contracté des adhérences intimes très-résistantes. Dans l'observation d'Arnal (Obs. n° I), nous avions constaté pendant la vie, au-dessus des pubis, une induration très-nette qui se perdait insensiblement sur les

(1) S. B. Brodie. Leçons sur les maladies des organes urinaires, trad. par Patron, 1845, p. 169.

parties latérales; cette tumeur était plus appréciable quand la vessie était vide. A l'autopsie, nous trouvâmes une masse de tissu fibreux de la grosseur d'un œuf environ, formé par le tissu sous-péritonéal.

Mais ordinairement l'épaississement au lieu d'être localisé, est généralisé; la vessie est entourée d'une sorte d'atmosphère celluleuse parfois très-résistante, analogue à celle que nous verrons entourer le rein. Elle était très-épaisse dans les observations de Angot, Coupart, Lallemand, Paturel et Voinot (Obs. n°s VIII, V, VI, XXIV, XI). Tantôt la vessie est adhérente aux autres organes du petit bassin, et le rectum, l'S iliaque, la portion du péritoine qui recouvre la vessie, les anses de l'intestin grêle qui descendent dans le cul-de-sac recto-vésical, ne forment plus qu'une seule masse; la vessie ne peut être retirée que par la traction; dans ce cas la phlegmasie reste localisée au petit bassin, il y a une sorte de pelvi-péritonite chronique qui n'envahit pas les autres parties de la séreuse. Cependant dans le plus grand nombre des cas, la vessie, supérieurement du moins, est libre, et n'est pas reliée par des adhérences aux anses intestinales; mais en bas, au niveau de la prostate, des vésicules séminales, de l'embouchure des canaux éjaculateurs, et de l'ouverture des uretères, l'induration est beaucoup plus épaisse; tous ces organes sont englobés dans des amas de tissu induré, dans lequel on est obligé de sculpter pour ainsi dire les parties qu'on désire enlever à l'aide du scalpel. Après ablation, on reconnaît autour du col de la vessie et de la prostate que ce tissu nouveau est traversé par des veines volumineuses et nombreuses, qui tantôt sont oblitérées par des caillots anciens, tantôt sont converties en cordons fibreux, tantôt contiennent du sang et du pus, lorsqu'une poche purulente existe au voisinage, tantôt enfin restent béantes à la surface de section.

Nous trouvons dans ces lésions des analogies frappantes avec la disposition des organes du petit bassin chez la femme à la suite des inflammations prolongées de l'utérus. Ne voyons-nous pas en effet dans ces cas des adhérences épaisses entraîner les trompes, les ovaires, dans des rapports anormaux, et même incliner l'utérus vers les parties latérales; chez les vieux urinaires ce sont les mêmes lésions, la vessie est même souvent déviée de la ligne médiane, mais c'est à droite, tandis que l'utérus se porte à gauche. C'est aussi le même processus inflammatoire intéressant d'une part l'utérus, d'autre part la vessie.

L'inflammation peut passer à la suppuration et dans ces cas encore, nous trouvons plusieurs modalités.

Tantôt nous rencontrons une infiltration purulente en lamelle sous le péritoine, comme Bonet, Ruysch et Hellwig en ont rapporté des exemples. Tantôt, et le plus souvent, le pus est collecté et forme des abcès qui varient beaucoup quant à leurs dimensions. Ce sont ou bien des petits foyers purulents variant de la grosseur d'un grain de millet, à celle d'un pois, et siégeant dans le tissu cellulaire et même dans l'épaisseur des parois, et ayant de très-grandes analogies de volume et d'origine avec les petits abcès miliaires que nous aurons à décrire dans les parties superficielles du rein; ou bien des collections plus volumineuses siégeant soit au sommet de la vessie, soit autour de la prostate; ces derniers peuvent s'ouvrir dans la vessie, dans l'urèthre ainsi que nous en avons observé un exemple, ou bien dans le rectum, le côlon, la cavité abdominale. Les petits abcès miliaires restent presque toujours enkystés et n'ont tendance à s'ouvrir que dans la cavité vésicale.

Etant connues ces lésions des différentes tuniques de la vessie, nous pouvons actuellement comprendre facilement la physiologie de l'évacuation incomplète de l'urine que nous étudions.

Civiale dans tous ses écrits a tendance à faire de l'atonie de la vessie une affection propre, idiopathique, une entité morbide, ayant ses symptômes et ses complications et dépendant de deux ordres de causes principales. Tantôt, dit-il, les parois sont minces, décolorées, molles, et l'inertie semble une conséquence naturelle de cette insuffisance congénitale de texture, ou du moins la reconnaît comme cause prédisposante, exerçant une grande influence. D'autres fois, bien que la musculaire soit assez prononcée, elle n'agit que faiblement *par défaut primordial ou accidentel d'influx nerveux.*

Plus loin (p. 274), nous trouvons dans le même auteur : « Il n'est pas exact, comme on l'a prétendu, que l'accumulation de l'urine dans la vessie, attribuée à l'atonie et à la paralysie de ce viscère, soit 18 fois sur 20 le résultat d'une affection de la prostate. »

C'est Auguste Mercier qui, le premier, a attiré l'attention sur ce fait qu'un obstacle mécanique, et non une paralysie locale, ou une diminution de l'innervation est la grande cause, la cause presque constante de ces rétentions incomplètes, lorsqu'elles se rencontrent chez des sujets âgés qui n'offrent aucun signe d'affaiblissement de leurs facultés nerveuses dans aucune partie du corps. L'expérience l'a conduit à rejeter la cause impalpable pour admettre celle qui est matérielle.

Telle est l'opinion que professe depuis longtemps notre maître le professeur Guyon, opinion que nous adoptons entièrement, et qui résulte de l'étude que nous venons de faire ; l'obstacle organique est donc la cause principale, l'inertie vésicale ne précède jamais l'obstacle, et la *cause mécanique prime la cause physiologique.*

Voici donc l'enchaînement des phénomènes :

1° *Obstacle*; 2° *distension et hypertrophie simple ; 3° l'obstacle augmentant, rupture de la compensation et rétention incomplète*. Si on supprime l'obstacle rapidement, comme dans le cas de rétrécissement, les accidents ne tardent pas à disparaître, surtout si le sujet est jeune. Mais si on ne peut supprimer l'obstacle, on voit bientôt, par le fait de l'âge du sujet, de l'état général, du peu de résistance des tissus, de la présence d'une urine qui ne tarde pas à s'altérer, survenir le processus inflammatoire qui s'attaque à toutes les tuniques, produit le catarrhe vésical, envahit les éléments propres musculaires et les éléments interstitiels. Cette sclérose plus ou moins généralisée, jointe aux adhérences de l'organe aux parties voisines, contrarie la contraction musculaire, et empêche la vessie de revenir complétement sur elle-même; dès lors la maladie est définitivement constituée.

2° — Uretères.

Les uretères sont presque toujours dilatés, quelquefois énormément et ressemblent à un petit intestin ; cette dilatation est uniforme, mais un fait digne de remarque, c'est que l'ouverture de l'uretère dans la vessie conserve presque toujours son diamètre normal.

Les parois sont épaissies et ce conduit ressemble à une artère de gros calibre. Les tuniques participent egalement à l'hypertrophie qui devient énorme à l'extrémité vésicale de l'uretère. Là, non-seulement les tuniques sont augmentées d'épaisseur, mais encore elles sont entourées d'une gangue de tissu conjonctif qui les fait adhérer à la surface externe de la vessie, et les confond avec les vésicules séminales et les canaux éjaculateurs; donc à la péricystite et à la périvésiculite que nous avons mentionnées, nous devons ajouter la périurétérite.

3° — Tissu cellulaire périrénal.

Notons immédiatement l'altération parfois très-accusée du tissu cellulaire périrénal; notre description sera calquée sur la péricystite que nous avons décrite : l'atmosphère cellulo-adipeuse est dans beaucoup de cas très-épaissie et mesure jusqu'à 2 ou 3 centimètres; c'est une masse qui entoure complétement le rein; à la coupe elle est jaunâtre et on reconnaît qu'elle contient de la graisse en grande quantité ; souvent assez molle, elle acquiert en certains cas la dureté du tissu fibreux; elle présente alors un aspect lardacé; c'est dans ces cas qu'elle adhère en certains points à la capsule fibreuse, et qu'elle renferme des petits abcès miliaires souvent indépendants des abcès miliaires du rein, quelquefois ayant avec ces petits foyers des rapports très-intimes. Dans plusieurs cas, nous avons trouvé du pus collecté, un véritable phlegmon périnéphrétique. Dans plusieurs de nos observations la lésion intéressait les deux côtés, mais elle nous a toujours paru beaucoup plus avancée du côté gauche.

4° — Altérations du rein.

Lorsque le cours de l'urine est gêné par un obstacle mécanique siégeant plus ou moins haut dans l'appareil excréteur, on ne tarde pas à voir survenir des lésions caractéristiques et profondes du parenchyme rénal.

Tant qu'il y a simplement gêne de l'évacuation et non

encore altération de qualité et de quantité du liquide urinaire, la lésion rénale se traduit par l'hyperplasie conjonctive, et l'on a affaire à une néphrite proliférative diffuse avec tendance à l'organisation ; c'est ce qui se passe dans les rétrécissements et l'hypertrophie de la prostate, à un moment où les obstacles provenant de ces lésions sont pour ainsi dire encore à peu près compensés par l'augmentation dans la contractilité vésicale.

Mais dès que l'obstacle devient plus considérable, dès que la contraction vésicale est moins énergique, c'est-à-dire dès qu'il y a stagnation de l'urine et par conséquent altération rapide, on voit se manifester une nouvelle lésion rénale, une néphrite suppurative, qui vient compliquer le premier degré, et former le deuxième. On a alors sous les yeux ce que les Anglais ont appelé le *rein chirurgical*, et ce qui avait servi de type à Rayer pour la description de la pyélo-néphrite.

A. *Premier degré ou néphrite proliférative diffuse.* — Les reins, au début de cette altération, se font remarquer par une coloration plus foncée, à laquelle succède bientôt un état de pâleur qui va en s'accentuant peu à peu : puis le parenchyme prend une teinte jaunâtre plus marquée au niveau de la substance corticale.

Le rein est souvent augmenté de volume; dans plusieurs de nos observations, nous les avons vus peser 230 et 250 grammes. Dans quelques autres les reins étaient atrophiés considérablement, et cette atrophie paraissait résulter de la compression du parenchyme par les calices et les bassinets énormément distendus par l'urine.

Mais au bout d'un certain temps, si la maladie se prolonge, le parenchyme diminue peu à peu de volume ; sa surface est lisse, égale, blanchâtre, quelquefois semée d'étoiles vasculaires, rarement granuleuse; sa consistance est ferme et résistante, et la capsule fibreuse n'adhère que rarement et entraîne avec elle peu du parenchyme.

On rencontre relativement peu de kystes à la périphérie ; cependant quelquefois il en existe, variant du volume d'une lentille à celui d'une tête d'épingle.

La séparation des deux substances est moins accusée que dans la néphrite interstitielle ordinaire, car la base des pyramides de Malpighi participe à l'altération. Les calices et le bassinet sont dilatés et agrandis.

Nous voyons donc déjà des différences macroscopiques très-nettes entre cette lésion, et celle du petit rein contracté ; ici, en effet, l'inégale répartition du processus inflammatoire est la cause des granulations et des bosselures qui existent rarement chez nos malades.

Mais la distinction est beaucoup plus tranchée au point de vue microscopique. M. Lancereaux (1) nous le fait bien saisir : « La néphrite diffuse, développée dans ces conditions, dit-il, débute par les pyramides (anse de Henle et tubes droits), et s'étend sous forme de languettes qui s'enfoncent en ligne droite, vers la couche corticale. Elle consiste en une formation de petits éléments ronds, dits cellules embryonnaires, lesquels s'accumulent entre les canaux collecteurs des pyramides, puis entre les tubes contournés, et se transforment peu à peu en un tissu conjonctif définitif. Les glomérules, en dernier lieu, présentent une diminution de volume, étouffés qu'ils sont par le tissu inflammatoire ; les vaisseaux se rétrécissent en même temps que leurs parois s'épaississent. » L'évolution est donc aussi bien différente, elle est, pour ainsi dire, *centrifuge*. tandis qu'elle est *centripète* dans le rein contracté.

(1) Lancereaux. Article Rein. in. Dictionnaire encyclopédique, p. 222.

Mais il est assez rare que chez nos malades, la lésion rénale soit purement proliférative ; le tissu conjonctif arrive souvent à la suppuration en certains points, et alors le second degré est constitué.

B. *Second degré ou néphrite suppurative.* — Ici nous trouvons d'abord la plupart des lésions que nous venons d'indiquer. De plus, la couche corticale est gonflée, vivement injectée, sillonnée de stries brunâtres ou de taches hémorrhagiques, au centre desquelles on aperçoit souvent de petits points jaunâtres, que l'on reconnaît pour être des foyers purulents en voie d'évolution. La substance tubuleuse des pyramides d'un rouge foncé, injectée, laisse souvent voir par places des stries blanchâtres, résultat d'une suppuration diffuse qui occupe surtout le trajet des veines ; les tubes droits sont plus ou moins dilatés, et les vaisseaux sont parfois remplis de petits caillots fibrineux.

Tous ces détails sont consignés dans la plupart des observations que nous publions plus loin.

Mais, un des caractères les plus saillants de cette lésion consiste dans la présence, à la surface du rein, de petits foyers d'infiltration purulente disséminés. Ces petits abcès miliaires, très bien représentés dans les atlas de Rayer (Pl. 1 et 12), de Carswell (Pl. 1) et de Lancereaux (Pl. 33), ont été mentionnés par beaucoup d'auteurs, et principalement par Klebs, Dickinson. Charcot et Hayem. Entourés d'une zone violacée, ils forment parfois un léger relief à la superficie, et donnent au doigt qui les presse, la sensation d'une résistance tuberculeuse. Souvent de la grosseur d'un grain de millet, ils sont, dans quelques cas, très-petits et forment un pointillé blanchâtre, qui tranche sur la surface inégalement injectée du parenchyme. Si l'on pratique des coupes perpendiculaires à la surface du rein, au niveau de ces petits abcès, on constate que ces petits foyers, dont la base répond à la périphérie de l'organe, pénètrent sous forme de coin dans la substance corticale. Le pus n'occupe pas la cavité même des tubes urinifères, mais bien le tissu interstitiel.

Tel est l'aspect de ce rein chirurgical qu'on observe non-seulement dans les affections anciennes des voies urinaires, alors que l'urine stagne dans le bas-fond, par suite d'obstacle et d'inertie vésicale secondaire, mais aussi dans un certain nombre de myélites chroniques, dans un cas de fièvre typhoïde (Joffroy) et quelquefois même sans lésions de l'appareil excréteur de l'urine.

Ces petits abcès ont une grande tendance à rester isolés les uns des autres ; mais, dans certains cas, ils peuvent devenir cohérents et forment une masse purulente, qui ne tardera pas à donner naissance à une petite caverne. Quelquefois ils se rompent, et étant donné leur siége, on voit que cette rupture se fait le plus souvent à la périphérie dans l'atmosphère cellulo-adipeuse du rein, ainsi que beaucoup d'auteurs en ont rapporté des exemples. Notre ami M. Mayor a publié un cas d'ouverture de ces abcès miliaires dans le tissu périnéphrétiques (1). Nous avons observé le même fait chez le nommé Lanoé, (Obs. n° XII) ; de petits abcès miliaires avaient déterminé des adhérences de la capsule fibreuse et perforé cette capsule ; il s'était formé un abcès périnéphrique contenant environ deux cuillerées de pus épais.

Indépendamment de ces petits abcès on en trouve quelquefois de plus gros qui s'ouvrent soit dans le bassinet, soit dans les organes voisins ; ces faits constituent l'exception.

(1) Bulletin de la Société anatomique, 1876, p. 448.

Le pus est le plus souvent infiltré dans la couche médullaire et forme de petits tractus blanchâtres; mais la suppuration primitivement péritubulaire envahit souvent les tubes droits, et en pressant sur les papilles on voit soudre une goutte d'urine fortement colorée par le pus.

Les deux reins peuvent être également altérés; quelquefois cependant la lésion est inégalement répartie, et tandis qu'un rein est affecté de néphrite proliférative diffuse, l'autre est plus avancé et présente des points suppurés. Il nous a semblé que la suppuration, quand elle n'envahit qu'un rein, se rencontre plus souvent à gauche qu'à droite.

C'est à ce rein criblé de petits points granuleux que Klebs a donné le nom de *rein parasitaire*. Pour cet auteur, en effet, ces abcès seraient constitués par des colonnes de bactéries, tout à fait analogues à celles qu'on trouve dans beaucoup d'urines ammoniacales immédiatement après la miction, ainsi que nous l'avons fait dans maintes circonstances, et ainsi qu'on le trouve mentionné dans l'article *Bactérie* du Dictionnaire encyclopédique (t. VIII p. 31), et dans le Traité des humeurs du professeur Robin (p. 745).

Plusieurs auteurs ont reconnu la présence de ces bactéries dans les abcès miliaires du rein. M. Hayem les a trouvées en grand nombre chez un un alcoolique mort d'un ulcère simple de l'estomac. MM. Cornil et Ranvier (Manuel d'histologie pathologique p. 1,072) tendent à admettre leur existence : « Il ne nous répugne nullement, disent-ils, d'admettre que tous les abcès métastatiques du rein, ne reconnaissent parmi leurs causes multiples la présence de parasites, venus de la vessie dans le catarrhe de la muqueuse. »

Pour nous, nous avons constaté bien souvent l'existence

de ces vibrions dans l'urine, mais nous devons dire que nous ne les avons jamais cherchés dans les reins; d'autres observateurs ne les ont pas rencontrés. M. Charcot a vu les bactéries faire défaut dans un cas d'abcès miliaires du rein, développés chez une femme atteinte de cancer du col de l'utérus avec dilatation des uretères. Dans une observation récente publiée à la Société anatomique par M. Chambard il s'agissait d'abcès miliaires du rein dans un cas de cancer primitif de la vessie (Société anatomique 1876, p. 646); il n'y avait ni dans le pus des abcès rénaux, ni dans l'urine des microphytes en quantité suffisante pour légitimer la nature parasitaire.

Comment peut-on expliquer la genèse de cette néphrite suppurative secondaire? Deux théories sont en présence et peuvent être invoquées à l'exclusion l'une de l'autre ou simultanément: la propagation de l'inflammation des voies expultrices de l'urine au tissu rénal, et l'action locale de l'urine altérée.

La première explication peut rendre compte d'un certain nombre de faits; dans quelques cas en effet nous voyons nettement la propagation du processus inflammatoire de la vessie aux uretères, et des uretères aux reins; mais ces cas nous paraissent l'exception; dans presque toutes nos observations, les uretères sont dilatés il est vrai, mais d'une façon passive et très-peu enflammés. Dans l'observation de M. Chambard que nous avons citée plus haut, l'examen histologique des uretères a été fait, et on y voyait à peine une légère infiltration de la muqueuse par quelques leucocytes.

La seconde hypothèse nous paraît rendre compte de la généralité des cas; l'urine agit par sa qualité et sa quantité. Par sa quantité, l'urine ne forme plus, depuis la vessie et les uretères dilatés jusqu'au rein, qu'une seule colonne liquide qui vient presser d'une façon constante de dedans en dehors sur le parenchyme rénal, et détermine l'atrophie de la région médullaire : on s'explique ainsi très-facilement la production d'une lésion interstitielle débutant par les pyramides, et allant de dedans en dehors.

A cette stase mécanique, vient s'ajouter l'altération du liquide urinaire. Les vibrions de l'urine de proche en proche, envahissent les uretères, les bassinets, les calices et la substance rénale, et peuvent produire les abcès du rein.

C'est de la même façon que nous comprenons la genèse des petits abcès périvésicaux que nous avons mentionnés à propos des altérations vésicales ; du reste leur identité d'aspect implique déjà la même origine. Les particules infectieuses déterminent l'inflammation interstitielle de la vessie et la suppuration du tissu cellulaire ; puis leur présence produirait l'irritation des cellules épithéliales du rein, leur dégénérescence granulo-graisseuse, et la sortie des cellules lymphatiques, soit dans les tubes urinifères, soit dans le tissu conjonctif du rein. (Cornil et Ranvier.)

Nous avons donc à faire intervenir une cause mécanique et une cause vitale. Ce qui nous fait croire que ces deux facteurs sont nécessaires et s'appellent mutuellement, c'est que les lésions que nous venons de mentionner sont produites dans les expériences modifiant la pression, dans le parenchyme rénal. Il nous faudrait examiner aussi les altérations dues aux changements de pression dans la vessie ; mais ce que nous constatons expérimentalement pour les reins peut s'appliquer à la vessie, en supposant l'obstacle ou la ligature placée non plus sur l'uretère, mais au niveau de l'urèthre.

Pour réaliser par l'expérimentation ces conditions pathologiques, il suffit, ainsi que l'ont fait MM. Charcot et

Gombault, (1) de lier l'uretère d'un cobaye. Cette expérience rapportée par M. Rendu dans sa thèse d'agrégation a donné les résultats suivants. On sacrifia l'animal vingt-trois jours après l'opération et on trouva l'uretère très-distendu au-dessus de la ligature ; le rein était volumineux, double de celui du côté opposé, mais cette augmentation de volume tenait exclusivement à la dilatation des bassinets ; au contraire la substance rénale est moins épaisse que du côté sain. Histologiquement, on trouve les gros canaux collecteurs dilatés, leur épithélium aplati, et comme refoulé excentriquement. Le tissu intertubulaire est augmenté d'épaisseur et infiltré d'éléments embryonnaires plus nombreux qu'à l'étal normal. Ces lésions sont encore plus prononcées dans la région du labyrinthe. Là il existe certainement une production exubérente de tissu interstitiel avec ses deux variétés conjonctive et embryonnaire ; il n'est pas rare d'y trouver de petits amas de leucocytes qui sont de véritables abcès microscopiques. Les tubes contournés sont atrophiés, et au lieu de l'épithélium granuleux et obscur qui les tapisse à l'état normal, ce sont de petites cellules cubiques et aplaties qui leur forment un révêtement régulier. Les gros vaisseaux ne sont pas atteints d'endartérite, et les capillaires seuls ont des parois embryonnaires.

Nous avons donc bien là les lésions de la néphrite interstitielle consécutive, tout à fait analogue, ainsi que l'a montré M. le professeur Charcot, aux cirrhoses hépatiques d'origine biliaire, dues soit à l'occlusion expérimentale du canal cholédoque, soit à l'oblitération de ce même canal par un calcul biliaire.

Mais les conditions dans lesquelles se trouve le rein

(1) Charcot et Gombault. In Progrès médical, 1878, p. 80.

dans les anciennes rétentions d'urine ne se trouvent pas réalisées complétement ; il faudrait non pas lier complétement l'uretère, mais retarder simplement la marche de l'urine. C'est ce qu'ont cherché à faire MM. Regnard et Rendu en entourant l'uretère d'un chien avec un anneau de caoutchouc assez peu serré pour ne pas amener une oblitération totale du canal ; mais le gonflement résultant du traumatisme a produit les mêmes effets qu'une ligature complète de l'uretère. Au bout de vingt jours, on a constaté au microscope, qu'il s'était fait une néphrite interstitielle aiguë, allant en certains points jusqu'à la suppuration ; en un mot, des lésions analogues au rein chirurgical. Donc en répétant l'expérience de façon à ne pas oblitérer totalement l'uretère, on arrivera certainement à réaliser complétement les conditions de la néphrite consécutive scléreuse.

Nous le voyons donc, la physiologie expérimentale confirme les données de l'anatomie pathologique, et nous donne une nouvelle preuve de l'action de l'urine agissant par sa quantité et sa qualité sur le parenchyme rénal.

B. — Lésions intéressant des appareils éloignés.

1° *Appareil digestif.*

Nous ne trouvons mentionées que peu de lésions du système digestif dans les cas qui nous occupent ; nous ne pourrons pas en dire autant des symptômes qui sont très-fréquents dans cet appareil chez les vieux urinaires.

Beaucoup d'auteurs et, en particulier, Malmstein, Gregory, Christison, Christensen ont décrit des ulcérations de la muqueuse du tube digestif dans les cas d'urémie gastro-intestinale. Rayer les mentionna dans deux chapitres de son traité. Le professeur Treitz les étudia complétement en 1859 (Des affections urémiques de l'intestin; in *Archives générales de médecine*, 1860, t. I, p. 438).

Nos malades ressemblant en beaucoup de points à des urémiques, principalement à la phase ultime de l'affection, il n'est pas étonnant qu'on trouve des lésions à peu près analogues dans cette sorte d'urémie par défaut d'excrétion que nous étudions.

Treitz mentionne quatre cas de mortification de la muqueuse buccale dans l'urémie gastro-intestinale; nous n'avons jamais rencontré ces lésions chez nos malades.

Dans l'estomac cet auteur indique une rougeur sous forme d'arborisations plus ou moins étendues; quelquefois il y a épaississement de la muqueuse avec coloration ardoisée; d'autres fois, la muqueuse est ramollie et même détruite dans une certaine étendue. Nous avons examiné un certain nombre d'estomacs, et très-rarement nous y avons trouvé des lésions.

Une fois, dans une autopsie faite à Bicêtre par notre ami, M. Doleris, nous avons vu l'estomac présenter à la surface de la muqueuse des taches ecchymotiques colorées en rouge vif; elles abondaient surtout au niveau de la grande courbure; il n'y avait pas encore d'ulcérations.

M. Lancereaux (*loc. cit.*, p. 190) indique que la muqueuse stomacale est épaissie, injectée, brunâtre, couverte d'un mucus visqueux, épais.

L'état de l'intestin est intéressant à étudier. On y a signalé des ulcérations superficielles, parfois assez nombreuses, analogues aux ulcérations urémiques.

La plupart de nos malades sont atteints d'une constipation opiniâtre, ainsi qu'on peut s'en convaincre par la lecture de nos observations ; ce n'est que dans les derniers jours, tout à fait à la période ultime, qu'on voit souvent se manifester une diarrhée profuse que rien ne peut arrêter ; aussi dans ces cas le gros intestin et le rectum sont vides, ou du moins ne contiennent que peu de matières demi-liquides. Lorsque la constipation a été absolue jusqu'à la mort, ce qui est loin d'être rare, comme dans l'observation de Froment (obs. n° XIV), on trouve dans le gros intestin des matières dures, marronnées, noirâtres, séjournant depuis un temps assez long.

2° *Appareil circulatoire.*

Les maladies des voies urinaires arrivées à leur dernière période agissent sur l'organe central de la circulation par l'intermédiaire des reins. Or les reins étant malades chez tous nos sujets, et étant atteints de néphrite interstitielle, rien d'étonnant que le cœur subisse les altérations propres à cette complication rénale et s'hypertrophie.

Beaucoup d'auteurs ont mentionné cette hypertrophie du cœur, soit générale, soit le plus souvent limitée au ventricule gauche. Nous pouvons citer à l'appui : les observations de Friedreich, de Roth (1), d'Exchaquet (2). A l'autopsie de nos malades, nous avons quelquefois constaté l'hypertrophie cardiaque ; mais nous devons dire que cette hypertrophie est l'exception. Dans beaucoup d'observations que nous avons recueillies dans le registre

(1) Roth. (Zur Zusammenhang zwischen Herz und Nierenk. Wursburg med. Zsch., 1866.)

(2) Exchaquet. Thèse 1875. D'un phénomène stéthoscopique propre à certaines formes d'hypertrophie simple du cœur.

de l'hôpital Necker, l'état du cœur n'est pas indiqué; mais dans un certain nombre, et dans nos observations personnelles, nous voyons que le plus souvent le cœur est de volume normal (6 fois sur 10). Quelquefois même il est très-petit, comme cela se rencontre souvent chez les vieillards. Lorsque le cœur est un peu plus gros que d'habitude, cette hypertrophie porte sur l'organe tout entier, et le tissu au lieu d'être rouge, et de présenter une consistance ferme, est pâle, décoloré, de couleur feuille-morte, et le plus souvent graisseux. Une seule fois, chez le nommé Mouchet (obs. n° VII), nous avons trouvé le cœur très-gros : il pesait 600 grammes ; le cœur droit était normal, et l'hypertrophie était localisée exclusivement au ventricule gauche. Il n'y avait pas d'altérations valvulaires.

Donc, le plus souvent, absence complète d'hypertrophie cardiaque malgré la présence de la néphrite intestitielle, tel est le fait qui ressort de nos observations.

Du reste, cette remarque avait déjà été faite, et dans la récente thèse d'agrégation de M. Rendu nous trouvons ce passage :

« Il faut admettre que les phénomènes d'après lesquels se produit l'hypertrophie cardiaque sont complexes et que la gêne de la circulation rénale n'est pas le fait prédominant, lorsque l'on voit certaines variétés de néphrite interstitielle évoluer sans éveiller presque de retentissement sur le cœur ; je veux parler notamment de celles qui succédent aux maladies des voies urinaires. Les recherches que j'ai faites en 1874 sur les malades du service de M. le professeur Guyon m'ont convaincu que bien souvent l'hypertrophie du cœur manque, alors que la néphrite n'est pas douteuse, et qu'on en a la preuve nécroscopique. Je me souviens d'avoir fait l'autopsie d'un vieillard atteint d'un cancer de la prostate, et qui présentait une hydronéphrose double avec sclérose complète du parenchyme rénal; le cœur était absolument normal, nullement hypertrophié. »

Nous n'avons nullement la prétention de donner une explication de cette contradiction apparente avec ce que nous savons du petit rein granuleux; mais nous tenons à rappeler que la néphrite interstitielle par lésion des voies urinaires diffère notablement de la néphrite interstitielle classique, et nous ne devons pas nous étonner que, différente dans ses causes et dans son processus, elle ne donne pas naissance aux mêmes complications du côté du cœur.

Le système veineux n'est pas à l'abri de toute altération : nous avons déjà mentionné les lésions du plexus de Santorini et du plexus périprostatique. Tantôt les veines sont oblitérées par des caillots fibrineux, tantôt elles sont transformées en un cordon fibreux, tantôt elles contiennent du pus. Dans quelques cas, nous avons vu la vessie ditatée comprimer la veine iliaque et produire des oblitérations incomplètes se traduisant par tous les symptômes de la phlegmatia alba dolens.

Enfin, dans les dernières périodes de la maladie au moment de la cachexie, le tissu de la parotide est parfois enflammé (nous citons quatre observations). On trouve alors une infiltration purulente diffuse dans les acini et le canal de Sténon, mais on ne rencontre pas du pus collecté en foyer enkysté.

CHAPITRE III.

DESCRIPTION DES SYMPTOMES.

Dans le premier chapitre, nous avons étudié l'ensemble du malade et la marche de l'affection dans les différents cas qui peuvent se présenter. Actuellement nous devons revenir sur chacun des principaux symptômes que nous n'avons fait que mentionner, les étudier dans leurs diverses modalités, et en rechercher, s'il est possible, la valeur séméiologique.

Fréquence des mictions. — Dans la rétention incomplète d'urine les mictions reviennent très-fréquemment toutes les heures, et même beaucoup plus souvent. Chose importante, elles sont plus nombreuses la nuit que le jour. Cette fréquence est le plus souvent sous la dépendance des altérations prostatiques; c'est, en effet, un des symptômes précoces de l'hypertrophie prostatique, mais on le rencontre aussi chez certains malades âgés, atteints de rétrécissement; alors les deux grandes causes de rétention incomplète existent, et souvent les malades ne se plaignent de troubles de la miction dus à un rétrécissement ancien que lorsque la prostate commence à s'hypertrophier.

Ces mictions fréquentes, la nuit surtout, se rencontrent toujours dans la rétention incomplète, ce qui fait dire constamment à notre maître, que toutes les fois qu'on ne vide pas complétement sa vessie on est toujours réveillé très-souvent la nuit.

Mais la proposition inverse n'est pas vraie : toutes les personnes qui urinent souvent la nuit ne sont pas atteintes de rétention incomplète; ce phénomène existe dans l'hypertrophie simple de la prostate et dans certaines affections vésicales, la cystite tuberculeuse, par exemple.

Ces besoins doivent être satisfaits immédiatement, car lorsque les prostatiques se sondent longtemps après que l'envie d'uriner s'est manifestée, ils ont une grande difficulté à cause du spasme de l'urèthre.

La cause de cette fréquence des mictions réside en partie dans la vessie; en effet, du moment que le col commence à ne plus fonctionner régulièrement, il semble que la vessie s'irrite contre l'obstacle que l'urine rencontre; alors les besoins deviennent plus fréquents, plus impérieux, et cela sans qu'il y ait véritablement des signes d'inflammation.

D'autres fois, cette fréquence reconnaît pour cause l'altération concomitante du parenchyme rénal, et les modifications de qualité et de quantité du liquide urinaire. On a longtemps regardé les urines pâles et aqueuses comme non irritantes; c'est le contraire qui est vrai, ces urines sont ordinairement mal tolérées par la vessie; quant au volume des urines, nous verrons bientôt qu'il est accru, la nuit surtout, et alors les besoins doivent augmenter de nombre en raison directe de la quantité sécrétée.

Les mictions deviennent souvent douloureuses ; la douleur existe surtout avant l'émission des premières gouttes, elle se calme un peu pendant la durée de la miction sans disparaître complétement et ne cesse que un peu de temps après; l'existence de cette douleur indique presque toujours un certain degré de cystite.

Ces douleurs existent aussi dans l'intervalle des mictions; c'est un sentiment de tension, de plénitude de l'abdomen, avec irradiations douloureuses dans les lombes et à la région crurale.

Stagnation de l'urine. — Civiale donnait le nom de stagnation de l'urine à la maladie qui nous occupe. Mais, ainsi que le fait remarquer M. Guyon, la stagnation n'est qu'un symptôme de la rétention incomplète, et elle ne peut constituer à elle seule une entité morbide. C'est ce symptôme que nous étudions actuellement.

Tantôt, ainsi que nous l'avons déjà indiqué, la rétention incomplète s'accompagne de distension vésicale, tantôt, au contraire, celle-ci fait défaut, aussi le diagnostic s'imposera parfois de lui-même, tandis qu'il sera plus difficile dans d'autres circonstances.

L'existence d'une tumeur globuleuse au-dessus du pubis, la matité limitée à cette tumeur, indiquera le plus souvent une vessie contenant une grande quantité de liquide.

Mais lorsque le réservoir vésical conserve seulement quelques centaines de grammes de liquide, on n'a plus de signes aussi caractéristiques. La vue n'indique plus ce ballon fortement distendu, atteignant et même dépassant l'ombilic. Il faut en palpant la région hypogastrique la déprimer avec le bord de la main de manière à limiter la vessie ; alors on la sent remonter à quelques centimètres au-dessus du pubis, et la paume de la main appuie sur son sommet. C'est la meilleure manière de reconnaître une vessie légèrement distendue.

En effet, la percussion dans ces cas ne donne que des renseignements imparfaits. La matité existe d'une façon bien nette quand la vessie est pleine, mais lorsqu'elle contient 200 ou 300 grammes de liquide, la percussion immédiatement au-dessus du pubis indique sinon une sonorité absolue, du moins une sonorité relative due probablement au voisinage des anses intestinales. Si on s'en tenait à ce seul mode d'exploration, on serait autorisé à regarder la vessie comme vide, alors qu'elle retient plusieurs centaines de grammes de liquide; c'est surtout la palpation et la dépression de la région hypogastrique qu'il faudra faire.

Mais lorsque la rétention incomplète existe sans distension aucune, la dépression de l'hypogastre ne suffira plus, il faudra y ajouter le toucher rectal et combiner ces deux modes d'exploration.

L'index de la main droite étant introduit dans le rectum, et la main gauche déprimant l'abdomen, on reconnait très-facilement l'épaisseur des tissus qui séparent les deux mains. Cette exploration doit être faite immédiatement après que le malade a uriné ; si on sent une épaisseur notable qui sépare les deux organes explorateurs, on peut être assuré qu'il reste du liquide dans la vessie ou bien que les parois sont épaisses. En pratiquant le cathétérisme on vide la vessie, et le doigt de la main droite se tronve presque en contact avec la main gauche.

Cet examen doit ressembler absolument à celui que l'on pratique pour reconnaître les lésions de l'utérus et de ses annexes.

Au point de vue anatomique, nous avons constaté les analogies frappantes que présente l'utérus enflammé et la vessie qui retient constamment de l'urine; nous pouvons transporter ces analogies anatomiques sur le terrain de la clinique et du diagnostic. Chez la femme, le toucher vaginal et la palpation abdominale seront absolument nécessaires pour reconnaître l'augmentation de volume de l'utérus, ses adhérences aux organes pelviens, et les tumeurs qui peuvent siéger dans les ligaments larges et les annexes. Chez l'homme, l'exploration rectale et le palper permettront de même de connaître l'état des parois vésicales, et surtout le contenu de la vessie.

Dans la rétention sans distension, ce sont les symptômes vésicaux qui dominent ainsi que les modifications pathologiques de l'urine. Dans la rétention avec distension, au contraire, le malade ne souffre que très-peu de l'appareil urinaire, et il attire surtout l'attention du médecin sur l'état des fonctions digestives.

Mais le signe pathognomonique de la stagnation de l'urine dans la vessie est fourni évidemment par le cathétérisme. Le diagnostic est déjà presque assuré par les signes précédents ; il devient, par le cathétérisme, une certitude. C'est le criterium dont on se sert à chaque instant notre maître. Dans toutes nos observations nous avons retiré de la vessie de nos malades, *immédiatement après la miction*, tantôt 200, tantôt 600 et 700 grammes d'urine. Tous les auteurs ont mentionné ce signe, et il nous faudrait citer ici toutes nos observations si nous voulions simplement indiquer les cas où le cathétérisme a donné les renseignements que nous mentionnons.

A cette stagnation de l'urine s'ajoute parfois une rétention complète aiguë. Celle-ci est tantôt primitive, et alors c'est à la suite de rétentions aiguës multiples qu'on voit survenir la stagnation; tantôt, et c'est peut-être ce qui arrive dans la majorité des cas, elle est secondaire et peut être regardée comme un accident, une complication de la maladie que nous étudions.

Mais bientôt la vessie ne se contentera plus de retenir l'urine : elle la laissera échapper au dehors et l'incontinence sera constituée.

Incontinence d'urine. — L'incontinence d'urine est certainement liée à la rétention. A mesure que la maladie fait des progrès, l'urine s'écoule involontairement, le jour ou la nuit, et bientôt le malade perd complétement le pouvoir de retenir ses urines. Il sent l'urine, s'aperçoit qu'il est mouillé, mais n'éprouve pas le besoin d'uriner : c'est l'incontinence vraie. Dans l'incontinence fausse, au contraire, le malade a conscience de ce besoin, mais il ne peut se retenir.

L'urine qui s'écoule constamment goutte à goutte rend la position du malade évidente à toute les personnes avec lesquelles il se trouve en rapport. Une odeur urineuse l'infecte et, en dépit de toutes les précautions, l'urine s'échappe à travers tous les bandages destinés à la retenir; elle excorie la peau, souille ses vêtements et le condamne à une existence insupportable pour lui et les autres.

Nous ne nous trouvons pas en présence ici d'une incontinence idiopathique. L'incapacité de la vessie comme organe à retenir les urines n'est pas le résultat de l'hypertrophie de la prostate ou des rétrécissements compliqués. Cependant Mercier (*loc. cit.*, p. 261-273) dit avoir observé le fait ; il pense que lorsque l'hypertrophie prostatique est uniforme, le lobe moyen fait l'office de coin et maintient ouvert le col de la vessie.

D'accord avec tous les auteurs, Thompson, Phillips, Guyon, nous ne saurions admettre cette incontinence, ou du moins nous la considérons comme extrêmement rare.

En effet, presque toujours, la vessie est dilatée ; elle contient de l'urine et son contenu s'écoule par regorgement. La véritable incontinence ne s'observe guère que chez les enfants et dans les cas de lésions cérébro-spinales. Chez nos malades le mot incontinence est mal choisi, car nous ne devons pas oublier que chez eux *un écoulement involontaire indique la rétention et non pas l'incontinence.*

Pendant la rédaction de ce travail, nous avons eu l'occasion d'observer un cas qui paraît être une exception à cette règle que nous indiquons.

Il s'agit d'un homme de 51 ans, entré le 31 juillet 1878 dans le service de M. Guyon. Cet homme est malade depuis deux mois; à cette époque il a été pris simultanément d'hématurie au début de la miction, d'envies fréquentes et d'incontinence nocturne et diurne; il a maigri rapidement. Actuellement la santé est peu altérée; la teinte est jaunâtre. Les urines ne contiennent plus de sang, mais elles laissent déposer beaucoup de pus; elles sont neutres. La langue est sèche, acide. L'incontinence persiste. Les épididymes sont indurés, bosselés; le canal déférent est libre.

La prostate est bosselée, indurée, surtout sur le bord externe du lobe droit.

Pas de douleurs rénales.

Le canal est libre jusqu'à la région membraneuse; là, tous les explorateurs sont arrêtés. Avec une sonde à béquille on pénètre dans une petite loge de laquelle il ne sort que du pus et un peu de sang. Avec une sonde à double courbure armée d'un mandrin, on pénètre, en suivant la paroi supérieure, dans une autre cavité qui laisse échapper l'urine. La vessie est à peu près vide.

Chez ce malade, la prostate a évidemment subi une fonte tuberculeuse, et nous nous trouvons en présence de ces doubles vessies, l'une petite et antérieure formée par une caverne prostatique, l'autre située au-dessus : c'est la vessie normale.

On a donc bien affaire à une véritable incontinence, mais par un mécanisme autre que celui qu'indiquait Mercier.

M. Guyon, dans ses cliniques, cite quelques autres faits d'*incontinence véritable* chez les adultes, en dehors des lésions cérébro-spinales. Mais ces quelques exceptions ne sauraient infirmer la règle générale.

Pour Ducamp (1) cette incontinence reconnaît deux modes de production dans les cas de rétrécissement.

a. Les urines ne passent qu'avec beaucoup de difficulté à travers le rétrécissement; leur expulsion nécessite des contractions énergiques de la vessie et des muscles abdominaux; quand ces contractions cessent, la partie de l'urèthre qui se trouve derrière l'obstacle contient une certaine quantité d'urine, laquelle, étant plus élevée que l'ouverture du rétrécissement, y passe goutte à goutte en vertu des seules lois de la pesanteur.

b. La vessie étant presque toujours distendue, le sphincter se relâche et l'urine distend la partie de l'urèthre qui est derrière l'obstacle, et c'est alors ce dernier, et non le col de la vessie, qui borne la collection du liquide; alors, quand le malade tousse ou marche, la contraction des muscles presse la vessie et fait sortir quelques gouttes d'urine.

Ce second mode de production nous parait plus fréquent et nous permet de comprendre pourquoi l'incontinence est d'abord diurne chez le rétréci.

Chez les prostatiques, l'incontinence est d'abord nocturne; en effet, la valvule vésicale, c'est-à-dire le lobe prostatique moyen qui, dans la station, peut empêcher l'écoulement de l'urine, est au contraire abaissé, affaissé dans le décubitus dorsal et ne forme plus barrière au liquide accumulé dans la vessie. De plus, nous verrons bientôt qu'il y a suractivité des fonctions rénales et urinaires pendant la nuit. Quand la maladie est plus avancée, l'incontinence existe aussi bien le jour que la nuit.

Il est donc bien reconnu aujourd'hui que l'incontinence est sous la dépendance immédiate d'un obstacle au cours

(1) Ducamp. Rétentions d'urine causées par le rétrécissement de l'urèthre, 1823, p. 43.

des urines et qu'elle doit être regardée comme une conséquence de la rétention.

Ces idées n'ont pas toujours eu cours ; en effet, Cooper (1) écrivait : « La rétention d'urine, quand elle est incomplète, doit être considérée comme salutaire, puisqu'elle prévient l'incontinence qui, sans cela, aurait presque constamment lieu chez le vieillard. »

Assurément Sir A. Cooper n'aurait pas tenu un pareil langage s'il eût su que ces deux affections si différentes tiennent à la même cause et dépendent de modifications de forme souvent insignifiantes, de telle sorte que lorsqu'un homme âgé a de la peine à retenir ses urines et se trouve forcé de les laisser écouler aussitôt que le premier besoin se fait sentir, on doit craindre très-fort de voir tôt ou tard cet homme dans l'impossibilité de les rendre. (Mercier, *Gaz. méd.*, 1840.)

Polyurie et altérations de l'urine.— La sécrétion exagérée de l'urine est un phénomène important dans l'histoire de la rétention incomplète. Nous pouvons dire, sans être taxé d'exagération, qu'elle se rencontre chez la plupart de nos malades.

En effet, si nous dépouillons les principales observations que nous publions plus loin, nous verrons que, sur 36 cas, nous l'avons notée 15 fois d'une façon très-évidente. Ce n'est pas à dire qu'elle a fait défaut dans les 21 autres cas ; en effet, nous verrons que la polyurie est influencée très-notablement par l'état de la température, qu'elle diminue au moment de la fièvre et pendant la dernière période de la cachexie. Or, sur les 21 cas dans lesquels la sécrétion de l'urine ne paraissait pas exagérée, 8 fois nous avons

(1) A. Cooper. Lectures on the principles and pratice of surgery. London, 1835, p. 482.

noté une fièvre continue assez intense et, dans beaucoup d'autres, le malade était arrivé à la phase ultime de son affection. Ces derniers malades avaient présenté ce symptôme à une époque antérieure de leur maladie, c'est-à-dire que le symptôme polyurie est presque constant, mais ne subsiste pas à toutes les périodes avec la même intensité.

Nous ne nous occuperons pas de ces polyuries qu'on rencontre dans le cours du diabète, ni de ces polyuries nerveuses liées à des altérations du plancher du quatrième ventricule; nous n'étudierons pas davantage l'azoturie, bien décrite récemment dans la thèse d'agrégation de M. le Dr Demange ; nous nous proposons simplement d'examiner le symptôme polyurie lié à l'évacuation incomplète.

Bien que fréquent, ce phénomène a été à peine mentionné par les auteurs. M. Leroy d'Etiolles attribue ce trouble à ce qu'il appelle le premier degré d'engorgement de la prostate. M. Lallemand l'a signalé comme très-commun dans les simples irritations du col de la vessie (*Des pertes séminales*, t. I, p. 190, et obs. 45); mais nous savons que cet auteur confondait souvent cette irritation avec le premier degré de la rétention. Mercier indique ce fait comme complication des valvules du col de la vessie et paraît lui donner sa véritable interprétation.

Il y a deux années, une thèse a été soutenue à la Faculté par le Dr Persillon sur la polyurie consécutive à la rétention d'urine ; dans ce travail, qui renferme quelques observations de M. le professeur Verneuil, l'auteur paraît avoir eu surtout en vue la polyurie qui survient immédiatement *après* la rétention ; pour nous, c'est la polyurie *pendant* la rétention que nous étudions; aussi ne pourrons-nous pas admettre toutes les conclusions de l'auteur pour expliquer ce symptôme.

Dans les cas qui nous occupent, devons-nous nous attendre à rencontrer ces quantités d'urine qu'on note dans le diabète, la polyurie nerveuse ou l'azoturie? Assurément non. La plupart de nos malades rendent par jour de 2,500 grammes à 5,000 grammes d'urine, ce qui est déjà considérable relativement à la quantité rendue par un homme sain dans le même laps de temps (1,2C0 à 1,500 gr.).

Si nous jetons un coup d'œil sur nos observations, nous verrons que 5,000 grammes excrétés constituent l'exception (Obs. de Paly. Pelizot et Froment, Obs. XXX, XXVIII, XIV), tandis que presque tous rendent de 2,500 à 3,000 gr.

Un fait intéressant à signaler ici, c'est le *moment* de la polyurie. Les malades pissent souvent et beaucoup à la fois, le jour; mais la nuit les mictions sont plus fréquentes et plus abondantes. La polyurie est donc surtout *nocturne*. Pour nous en assurer, nous faisons garder dans deux bocaux différents l'urine du jour (de 8 heures du matin à 8 heures du soir), et celle de la nuit. *Toujours, sauf un cas*, (Obs. de Barisien; Obs. XXVII), *la quantité a été notablement supérieure la nuit*. Ainsi, pour un malade rendant environ 3 litres d'urine en vingt-quatre heures, la proportion est 1,200 grammes le jour et 1,800 grammes la nuit. (Consulter les tableaux dans les observations.)

Ces données ne résultent pas de l'examen de quelques malades : elles sont le résultat de l'étude comparative des observations de plusieurs années, étude faite par le professeur Guyon; beaucoup des observations, outre les personnelles, datent de 1876 et 1877, et la quantité a été notée avec le plus grand soin, chaque jour, pendant plusieurs mois.

La marche est variable suivant le moment où on examine le malade.

Parfois c'est un signe de début (Obs. du Dr Fourrier n° XXIII); le plus souvent il est précédé par des troubles dyspeptiques; il atteint son maximum pendant la période de maladie confirmée et diminue d'une facon assez notable dès que la fièvre s'allume ou lorsque la cachexie est avancée. C'est donc un symptôme *continu* qui ne disparaît que lorsque le malade est en voie de guérison, ou bien quand il est à l'agonie. Chez presque tous les sujets qui sont morts, la quantité ne dépassait pas 800 à 1,200 grammes en vingt-quatre heures pendant les deux ou trois derniers jours.

Dans le cours d'une rétention incomplète, nous voyons des accès fébriles qui viennent, pour ainsi dire, se greffer sur une fièvre déjà continue. Alors la quantité diminue spontanément pour augmenter de nouveau quand le thermomètre descend.

Quand la maladie suit un cours favorable, le cathétérisme diminue la quantité rendue en vingt-quatre heures ; mais cependant presque tous nos malades qui sortent de l'hôpital, très-améliorés, conservent encore longtemps et peut-être toute leur vie ce trouble fonctionnel.

Il faut donc bien distinguer cette polyurie de celle qu'on observe momentanément, soit après le cathétérisme, soit chez les tuberculeux urinaires, en dehors de toute intervention chirurgicale, soit à la suite de la rétention complète de l'urine (thèse de Persillon). Dans ces cas, la polyurie persiste quelques jours et disparaît complètement, ou bien revient d'une façon intermittente.

Les grands polyuriques, ceux qui rendent 5 ou 6 litres d'urine en 24 heures, sont presque toujours des malades atteints de rétention, avec distension du globe vésical, tandis que la polyurie est moins accusée chez ceux qui ne présentent pas cette distension.

Nos malades urinent donc beaucoup : telle est la conclusion que nous devons admettre. Aussi voyons-nous dans cette polyurie une cause nouvelle de fréquence des mictions; le malade sécrétant beaucoup, il est de toute nécessité qu'il excrète souvent, et cette cause viendra s'ajouter aux autres causes vésicales et rénales que nous avons indiquées.

L'explication physiologique de cette polyurie est assez embarrassante.

On a prétendu qu'elle était sous la dépendance immédiate de la polydipsie. La plupart de nos observations portent sur des malades de l'hôpital; beaucoup rendent plus d'urine la nuit, et dans les services il est très-rare qu'ils puissent boire pendant la nuit, sinon des quantités insignifiantes de tisane. Cette raison ne peut donc pas être invoquée, ou du moins elle a une importance très-minime.

Certains auteurs ont pensé qu'elle résultait de la suppression brusque de la compression exercée par la vessie sur les vaisseaux rénaux, ou bien du changement brusque de pression qui se produit après l'évacuation de la vessie par le cathétérisme. Pour que la première hypothèse pût être vérifiée, il faudrait que l'on trouvât dans l'urine de l'albumine, ce qui est l'exception. Pour ruiner la seconde hypothèse, il suffit de faire remarquer que la polyurie ne se montre pas chez nos malades alors que la vessie est vide, mais surtout quand elle est pleine, et qu'elle est d'autant plus abondante que le réservoir est plus rempli. Ce n'est donc pas une polyurie *ex vacuo*, une sorte d'aspiration vers le rein, amenant sa congestion transitoire ou permanente ; tout l'appareil urinaire ne peut pas être irrité et congestionné par ce prétendu vide de la vessie qui n'existe pas.

Les hypothèses qui nous paraissent les plus plausibles sont les suivantes :

D'abord, presque tous nos malades sont atteints de néphrite interstitielle, et certainement une bonne part de la polyurie peut être sous la dépendance de cette affection rénale. La tension vasculaire sanguine est extrêmement élevée dans ces cas, ainsi qu'il résulte des données de la physiologie, et la sortie de l'urine est favorisée.

De plus, la vessie, les uretères, les calices, le bassinet, sont dilatés et irrités par la présence de l'urine; l'irritation peut envahir les nerfs vaso-moteurs, et, par un phénomène analogue à celui qui se produit pour la glande sous-maxillaire, la sécrétion peut augmenter.

Mais la principale cause nous paraît être une cause réflexe. Mercier avait déjà avancé (*loc. cit.*, p. 132) que la polyurie rentre dans cette loi d'observation journalière, que *toutes les fois qu'il existe de l'irritation à l'extrémité d'un canal excréteur, la glande d'où part ce canal participe à l'excitation, et sécrète plus abondamment.*

Cette loi rend parfaitement compte du symptôme. En effet, si l'irritation est fugace, comme dans le cathétérisme, l'effet, c'est-à-dire l'hypersécrétion, ne subsistera que quelques jours : c'est à cette cause très-probablement qu'il faut attribuer les cas de polyurie de M. Persillon, bien plus qu'à l'aspiration rénale *ex vacuo*. Si l'irritation est prolongée, comme celle produite par le contact continuel d'une urine altérée sur des parois malades, l'hypersécrétion sera constante : c'est le fait de nos malades.

L'urine n'est pas seulement altérée dans sa quantité; elle l'est encore dans sa qualité. De nombreuses analyses ont été faites par notre ami Guignard, interne lauréat; nous en donnons ici le résumé.

A la simple vue, les urines sont pâles et décolorées ; elles sont en même temps troubles et non transparentes, comme celles des diabétiques ou des hystériques, et ne laissent déposer par le repos qu'un très-léger dépôt. Leur coloration est tout à fait caractéristique ; elles ressemblent à du lait fortement étendu, ou bien à une solution de quelques gouttes d'absinthe dans l'eau.

L'urine filtre difficilement et conserve toujours un aspect légèrement opalin; l'acide acétique donne dans cette urine filtrée, après un quart d'heure environ, un louche bien visible quand on place le tube à essai sur un fond noir. Ce louche n'est dû qu'à la pyine, car la sérine n'est pas précipitée par l'acide acétique. L'acide azotique, au contraire, coagule ces deux albuminoïdes, mais ne peut indiquer si on a affaire à l'albumine du pus ou à l'albumine provenant d'une autre cause; l'acide acétique permet de faire cette distinction si on n'a pas de microscope sous la main.

Ces urines sont peu acides, le plus souvent neutres, quelquefois alcalines. Quoi qu'il en soit au moment de l'excrétion, elles ne tardent pas à le devenir à l'air libre.

Le microscope y fait découvrir des globules de pus, le plus souvent granuleux, déchiquetés, qui ne tardent pas à se réunir au fond du vase pour y former une masse filante. La transparence est aussi troublée par des détritus épithéliaux de la vessie, par du phosphate ammoniaco-magnésien, et du phosphate de chaux qui ne sont plus tenus en dissolution dans l'urine ammoniacale. Dans certains cas nous avons trouvé de nombreux vibrions, les uns sous forme de chaînes, assez longs, paraissant immobiles, les autres plus courts, en forme de bâtonnets simples ou articulés, paraissant animés de mouvements très-nets. Un fait important à noter, c'est la diminution considérable de la proportion d'acide urique (0,20 ou 0,30 centigrammes au lieu de 0,60 dans les vingt-quatre heures).

Quant à la quantité d'urée et des autres éléments de l'urine normale, elle n'a pas paru s'éloigner beaucoup du chiffre ordinaire, si on tient compte de l'urine totale des vingt-quatre heures.

Tel est le caractère de l'urine tant que l'affection est à peu près apyrétique ; mais s'il se produit une poussée de cystite suraiguë, s'il survient une inflammation d'un organe ayant des rapports plus ou moins éloignés avec le système urinaire, on voit l'urine prendre le caractère de l'urine fébrile, devenir franchement alcaline, exhaler une odeur infecte, contenir beaucoup de pus, et prendre une coloration beaucoup plus foncée en même temps qu'elle diminue de quantité.

Quelquefois l'urine contient un peu de sang dû au cathétérisme ; d'autres fois le malade a de véritables hématuries pendant quelques jours.

Enfin il est un caractère très-important. Presque jamais on ne trouve de l'albumine dans l'urine des polyuriques urinaires. Cette proposition n'est pas absolument juste, car l'urine contenant du pus doit renfermer des matières albuminoïdes (pyine et sérine) ; mais ces matières ne sont pas en quantité plus grande que ne le comporte la proportion de pus. De nombreuses analyses ont été faites à ce sujet ; elles ne doivent nous laisser aucun doute. Une seule fois nous avons noté une albuminurie véritable, assez abondante et persistante.

Troubles digestifs. — Dans les affections chroniques intéressant le système urinaire, on note constamment des troubles plus ou moins accusés de l'appareil digestif.

Et cependant, dans la plupart des auteurs nous trouvons à peine une simple mention de ces symptômes, quelquefois même ils gardent sur cette question un silence absolu.

Celse (Lib. VII. cap. XXVII) avait il est vrai mentionné les accidents sympathiques du côté de l'estomac qui accompagnent les anciennes lésions vésicales. Nous trouvons ces quelques phrases dans lesquelles l'auteur indique le fait.

« Non ignoramus, orto canero vesicæ, sæpe affici stomachum, cui cum vesica quoddam consortium est ; ex quo fieri, ut, neque retineatur cibus, neque si quis retentus est, concoquatur, neque corpus alatur. »

Mais ces quelques lignes étaient restées dans l'oubli et n'avaient pas reçu de confirmation.

Les auteurs les plus récents, Civiale, Mercier, Phillips, Thompson sont très-brefs sur ce sujet. A peine indiquent-ils les troubles gastro-intestinaux au moment de la fièvre urineuse et dans les dernières périodes de la cachexie ; ils n'ajoutent pas un mot sur ces accidents dans l'empoisonnement lent, chronique, dû à la résorption des matériaux septiques de l'urine.

C'est que ces auteurs avaient considéré les affections vésicales comme ne déterminant des troubles morbides que sur l'appareil urinaire ; ils avaient étudié la rétention incomplète en particulier, exclusivement au point de vue de ses effets sur ce seul appareil, en un mot, ils avaient fait œuvre de spécialistes et non pas de chirurgiens. Leurs descriptions, celle de Civiale en particulier, sont excellentes, mais incomplètes ; elles n'embrassent qu'un côté de la question ; elles montrent le retentissement de la lésion sur la vessie et les reins, mais laissent complétement dans l'ombre les connexions nombreuses qu'elle présente avec les principaux systèmes de l'organisme.

Ce que nous disons actuellement des troubles dyspeptiques nous pourrions le répéter plus loin à propos des symptômes intéressant les organes de la circulation, et avec au moins autant de raison ; nous ne reviendrons pas sur ce sujet.

Lorsque les accidents résultent non plus de la résorption de l'urine due à un mauvais état de la vessie, mais bien d'une altération profonde du parenchyme rénal, c'est à dire toutes les fois que les symptômes reconnaissent pour cause non plus le défaut d'excrétion, mais le défaut de sécrétion, ces accidents dyspeptiques sont fréquents et ils ont été bien observés par les auteurs. Mais ces descriptions n'ont qu'un rapport éloigné avec notre sujet, et ne peuvent nous rendre que très-peu de services.

Depuis longtemps, M. le professeur Guyon insiste dans ses leçons sur ces symptômes multiples et quelquefois tellement accusés qu'ils masquent la maladie première. C'est le résumé de l'enseignement de notre maître que nous présentons ici. D'ailleurs, il suffit de se rapporter à la plupart de nos observations pour y reconnaître tous les troubles gastro-intestinaux que nous étudions.

Grâce à l'enseignement de notre maître ces troubles dyspeptiques commencent à être connus de certains médecins, et nous trouvons dans l'*Union médicale* de 1877 quatre observations tout à fait concluantes que nous reproduisons, dues, l'une au Dr Fourrier (de Compiègne), la seconde au Dr Dubuc, et les deux dernières à notre maître M. le Dr Hérard.

Les auteurs de ces observations considèrent ces faits comme assez rares; pour nous, nous pouvons dire au contraire qu'ils sont fréquents, qu'ils se rencontrent chez tous les malades qui vident mal leur vessie ; les symptômes ne sont pas toujours au complet, ils ne se présentent pas avec la même gravité, mais on peut presque toujours en réunir un certain nombre.

Dans les affections urinaires, ces troubles digestifs se rencontrent dans trois cas bien définis :

1° *Dans l'empoisonnement urineux aigu, dans les grands accès de fièvre urineuse;*

2° *Dans la forme chronique de la fièvre urineuse;*

3° *Après les accès de fièvre, et même lorsque l'état urinaire évolue sans fièvre.*

Ces troubles sont importants à connaître afin de chercher à en prévoir l'apparition, ou bien afin de soupçonner derrière le masque de la dyspepsie la lésion urinaire.

Nous nous occuperons peu des symptômes observés pendant les grands accès de fièvre urineuse; cependant, comme nos malades sont sujets de temps en temps à ces accès (obs. de Gil... n° IV principalement), nous devons dire en quelques mots que les vomissements accompagnent presque toujours le premier stade de la fièvre. Ils se composent d'abord de matières alimentaires, puis ils deviennent exclusivement bilieux. Ils s'accomplissent avec facilité, et d'habitude sans violents efforts. Il n'est pas rare de les voir tellement répétés qu'ils empêchent non-seulement l'alimentation du malade, mais encore l'ingestion des aliments. Ils ne cessent guère qu'avec l'accès; il est rare qu'on les voie céder au traitement. En aucun cas, par leur persistance ils ne paraissent menacer la vie des malades. Ces vomissements qui se montrent au début de l'accès, dans le stade de frisson, persistent ordinairement dans le stade de chaleur, et de plus on trouve que la langue est sale et la soif assez intense.

Ce qui doit surtout nous préoccuper, ce sont les accidents qui surviennent à l'état chronique de l'intoxication et qui peuvent tout à fait dérouter le médecin. C'est surtout dans les cas de rétention incomplète avec distension de la vessie que le malade tend à écarter l'idée du diagnostic vrai, car ne souffrant en aucune façon de l'appareil urinaire il attirera l'attention sur les voies digestives. Nous pouvons observer ce fait dans plusieurs de nos observations personnelles et dans celles de MM. Fourrier et Hérard. C'est surtout en ville que ces erreurs peuvent se commettre, car les malades ne viennent à l'hôpital Necker que lorsqu'ils éprouvent des symptômes vésicaux ; par l'étude des accidents rétrospectifs, on s'assure facilement que les troubles dyspeptiques ont été pendant longtemps les seuls symptômes pathologiques.

Depuis un certain temps, sans cause appréciable, pour le malade du moins, il y a un amaigrissement notable ; le malade se plaint d'une soif extrêmement vive et d'une diminution considérable de l'appétit.

Si on l'examine plus attentivement, on ne tardera pas à reconnaître des altérations, très-importantes parce qu'elles sont presque constantes, d'abord du côté de la bouche. La langue est d'abord recouverte d'un enduit blanchâtre, saburral; cet enduit, au lieu de disparaître rapidement, est remarquable par sa durée, mais il ne présente rien de spécial dans son aspect. Bientôt l'épithélium se desquame ; la muqueuse linguale prend une coloration d'un rouge foncé et ressemble tout à fait à la langue de la scarlatine.

Les sécrétions buccales diminuent considérablement, ce qui rend la langue sèche; elle se recouvre bientôt d'un enduit noirâtre, se fendille et offre plus d'un rapport avec la langue de la fièvre typhoïde ou de la pneumonie adynamique. Il en résulte une difficulté croissante dans les mouvements de l'organe, les malades ont une sorte de mâchonnement. La parole est gênée, ainsi que la déglutition des aliments solides ; c'est surtout pour le pain et la viande qu'ils éprouvent de la répulsion, un véritable dégoût. La soif est vive et les boissons peuvent encore être facilement supportées ; le malade éprouve à chaque instant le besoin d'humecter sa bouche et ses lèvres; mais, au bout d'un certain temps, le lait qu'il recherchait ne peut plus même être toléré.

Lorsqu'on touche la langue avec le doigt, on a la sensation de rugosité et de sécheresse; la salive est très-peu abondante; aussi un morceau de papier de tournesol placé sur la langue s'imprègne très-difficilement; lorsqu'on le retire au bout d'un certain temps, on voit qu'il a rougi d'une façon très-évidente, et que la réaction de la salive au lieu d'être neutre ou alcaline est manifestement acide. Nous avons trouvé cette réaction constante chez tous nos malades.

C'est dans ces conditions que l'on voit apparaître fréquemment le muguet. La production du muguet est très-prompte, et il devient rapidement confluent, il ne se localise pas à la langue, mais envahit rapidement le voile du palais, les piliers, le pharynx lui-même. L'apparition du muguet n'est pas un indice de la gravité absolue du pronostic; il indique évidemment une résorption urineuse manifeste, mais n'est pas fatal. Chez un malade du service du professeur Guyon (salle Saint-André, n° 17), le muguet a servi de base certaine pour le diagnostic d'une phlegmasie périnéphrétique; après l'issue du pus, le diagnostic de l'origine du foyer était resté indécis jusqu'au jour où le muguet apparut; le malade guérit d'ailleurs parfaitement. Le muguet indique donc un état sérieux, mais nullement désespéré; il peut disparaître par la thérapeutique locale la plus simple.

Tels sont les accidents principaux que nous offre la première partie de l'appareil digestif, dans la période d'état de la rétention incomplète. Il y a entre la stagnation de l'urine et ces troubles relation directe de cause à effet.

Mais quand les malades viennent consulter, souvent ils

n'éprouvent que de la dyspepsie simple. Ils se plaignent d'inappétence, d'anorexie, de pesanteurs stomacales ; les digestions sont longues et pénibles, elles s'accompagnent de ballonnement du ventre, d'éructations, parfois de somnolence ; c'est qu'alors la vessie conserve peu d'urine et que la cause est plus souvent un rétrécissement qu'une lésion prostatique.

A côté de la dyspepsie se place une forme plus rare des troubles digestifs : la migraine. M. le professeur Guyon rapporte le fait d'un homme atteint de rétention incomplète due à un rétrécissement chez lequel il vit disparaître en même temps que la difficulté très-ancienne des mictions, des migraines violentes auxquelles il était sujet depuis plusieurs années. Il y a quelques mois, nous avons soigné à la salle Saint-Vincent un homme qui se plaignait d'éblouissements, de vertiges et de migraines fréquentes. Cet homme, comptable aux magasins du Bon Marché, ne pouvait presque plus se livrer à ses occupations. Il avait un rétrécissement et vidait mal sa vessie. La dilatation p rogressive de son canal rétablit le cours des urines et fit disparaître ses migraines.

La partie moyenne et inférieure du tube digestif peut être aussi intéressée à l'époque où la maladie revêt une marche chronique ; on voit alors apparaître des vomissements, de la diarrhée ou de la constipation.

Le premier trouble dyspeptique peut être la soif et la sécheresse de la langue (observations nombreuses et particulièrement Obs. de M. Hérard), tantôt les vomissements (obs. personnelle du nommé Jouan) ; le plus souvent cependant les vomissements n'apparaissent que plus tard. Ils sont alimentaires d'abord, puis bilieux, glaireux.

Ces vomissements peuvent non-seulement être le premier symptôme, mais dans certains cas être la seule manifestation dyspeptique ; ils sont parfois incoercibles alors que l'appétit est simplement un peu diminué.

Leur répétition, leur persistance, leur opiniâtreté, leur cessation subite, comme leur réapparition imprévue ; leur résistance aux médications usuelles, sont bien faites pour donner à ces symptômes une signification séméiologique particulière.

La contispation est la règle ; la diarrhée l'exception. Si nous interrogeons la plupart de nos malades de la salle Saint-Vincent, ils nous diront tous que depuis longtemps ils éprouvent des difficultés très-grandes pour aller à la selle; beaucoup ne peuvent rendre des matières qu'à l'aide de lavements. Cet état existe longtemps avant que le malade ait remarqué des changements notables dans la miction.

A la période d'état, cette constipation devient absolue, et le malade rend avec peine quelques matières dures, noirâtres, marronnées.

Cependant cette constipation peut faire place à certains moments à une diarrhée abondante et profuse ; au début de cette période, le malade éprouve une légère amélioration et ses fonctions digestives sont moins troublées. Nous avons vu plusieurs malades, chez lesquels la douleur, la fréquence des mictions, et les troubles généraux diminuèrent notablement lorsque la diarrhée s'établit.

D'autres fois la diarrhée existe dès le début, et ne peut être combattue par aucun moyen thérapeutique.

Enfin dans les dernières périodes de l'affection la diarrhée est quelquefois telle que le malade est constamment souillé par ses matières.

Ces faits nous expliquent pourquoi à l'autopsie nous trouvons le gros intestin tantôt à peu près vide, tantôt rempli de boules fécales très-anciennes.

Fièvre, état typhoïde, cachexie.

La rétention incomplète d'urine s'accompagne le plus souvent de modifications importantes de la température. Nous ne croyons pas utile de retracer complétement ici l'histoire de la fièvre urineuse, ni les diverses théories auxquelles elle a donné naissance; les opinions des auteurs se trouvent parfaitement résumées dans la thèse de M. Girard (Résorption urineuse et urémie dans les maladies des voies urinaires (1873), et dans celle de notre ami Malherbe (De la fièvre dans les maladies des voies urinaires, 1873).

Quelquefois la stagnation de l'urine dans la vessie ne s'accompagne d'aucun phénomène fébrile. On voit des malades présenter certains symptômes de l'intoxication urineuse sans que pour cela il y ait élévation de la température (Obs. de Pellin, n° XXVI); ces troubles peuvent être assez marqués pour entraîner la mort, sans qu'il y ait aucune manifestation thermométrique (Obs. de Paly, n° XXX).

Mais ces faits sont loin d'être la règle. Un certain nombre de malades restent assez longtemps vidant mal leur vessie, leur santé générale n'en souffre pas sensiblement. Tout à coup, soit spontanément, soit après le passage d'une sonde qu'ils ont déjà passée cent fois, ils sont pris d'un accès fébrile bien marqué et la fièvre ou bien dure seulement quelques heures pour faire place à l'apyrexie complète (Obs. de Gil... n° IV) ou bien se continue sous forme lente pendant plusieurs semaines ou plusieurs mois; tantôt les malades guérissent ou du moins s'améliorent, car après un temps variable, ils passent de nouveau par la même série de troubles morbides, tantôt ils succombent avec élévation constante et progressive de la température (Obs. de Coupart, Lallemand, Lanœ, Froment, etc. (nos V, VI, XII, XIV) ou bien avec un abaissement relatif ou absolue du thermomètre. (Obs. de Mouchet, Marchal, etc., nos VII, X).

La fièvre qui apparaît sous forme d'accès isolés, est relativement rare. Ces accès se montrent souvent le matin, et presque toujours à la même heure. Dans l'observation de Gill... pendant le cours de la maladie (3 mois environ) nous trouvons notés sept ou huit accès de fièvre, revenant à époques variables, mais à heure fixe; c'est toujours à 6 heures du matin qu'ils débutent, et se terminent vers 9 heures au moment de la visite. Ils se composent très-nettement des trois stades, frisson, chaleur, sueur. Le thermomètre marque 40° et quelques heures plus tard il est à 37°. Dans l'intervalle des accès le malade est absolument apyrétique.

La fièvre à type continu rémittent, beaucoup plus fréquente dans la stagnation, est plus funeste que la précédente dans ses résultats, et suit une marche plus lente et plus insidieuse. Elle survient d'emblée ou bien succède aux grands accès.

Elle est parfois tellement insidieuse qu'elle existe sans que le malade s'en aperçoive (Obs. de Steckel n° XV) et ne provoque aucun trouble local ou général; seul le thermomètre indique 38,5 et même 39°.

Mais le plus souvent, le malade a parfaitement conscience de l'hyperthermie; sa peau est absolument sèche, les troubles dyspeptiques sont très-accusés, la soif surtout est très-intense; le pouls augmente de fréquence et devient filiforme; le soir la température atteint 39° et 39,5; le matin elle oscille entre 37,5 et 38,5.

Si la vessie arrive à se mieux vider, la température

tombe à la normale; mais si la maladie aboutit à la cachexie, on voit les phénomènes généraux s'aggraver; le thermomètre s'élève de plus en plus, atteint 40° et la mort survient au milieu d'accidents typhoïdes graves.

Il n'est pas rare, d'autre part, de voir certains malades mourir avec un abaissement de température relatif ou même absolu (par rapport à la chaleur normale du corps). Chez certains malades nous avons noté 34,5 quelques heures avant la terminaison fatale.

Il est intéressant de mentionner l'état du pouls à cette période. Le pouls augmente beaucoup de fréquence, mais diminue de force; à peine sent-on battre l'artère sous le doigt qui la presse, et le tracé sphygmographique est presque une série d'ondulations plutôt que des oscillations véritables.

De plus il devient irrégulier; nous avons mentionné ce caractère dans trois ou quatre cas, et il y a même de véritables intermittentes. Ce caractère, inconstant, il est vrai, est un bon signe diagnostique de la résorption urineuse.

Le rétrécissement de l'urèthre et les lésions de la prostate par elles-mêmes ne déterminent pas de fièvre; cette fièvre est produite par leur complication la plus fréquente, la stagnation.

C'est donc cette gêne dans l'émission qui agit sur la production de la fièvre. Mais le point difficile est de savoir si la sécrétion de l'urine est arrêtée, ou si l'urine est résorbée dans les voies urinaires après avoir été sécrétée par le rein.

Civiale, Maisonneuve, de Saint-Germain, Perrève admettent que la fonction rénale demeure intacte et que la putréfaction de l'urine dans la vessie est la cause des accidents.

« Pour moi, dit Civiale (p. 614), l'urine résorbée n'est

pas sortie de ses réservoirs naturels; elle y séjourne au contraire un temps extraordinaire. Pendant des mois, des années, la vessie dont les parois sont frappées d'inertie, reste dans un état permanent de plénitude. Le liquide reflue dans les uretères, les calices se dilatent, s'élargissent.

« C'est sur ce liquide en stagnation et plus ou moins altéré que l'absorption paraît s'exercer non d'une manière brusque, spontanée, mais avec lenteur et persévérance, et c'est seulement à la longue que s'établit l'état morbide général dont j'ai tracé le tableau au chapitre de la stagnation de l'urine. »

Civiale a raison; il est certain qu'au contact d'une urine altérée et stagnante, la muqueuse vésicale s'altère à son tour, que son épithélium qui lui sert d'enduit protecteur peut se détacher, et permettre l'absorption de cette urine.

Les expériences de MM. Susini et Kuss à Strasbourg, et de M. Alling à Paris, démontrent parfaitement que si la vessie normale n'absorbe pas les substances médicamenteuses et toxiques, la vessie malade par contre les absorbe notablement.

Mauvais (1860), Dolbeau (1872) assignent à la fièvre une cause unique, le mauvais fonctionnement des reins dépendant soit d'une congestion simple, soit d'une néphrite interstitielle; et Malherbe (1873) qui reproduit à peu près les opinions de M. Dolbeau arrive à cette conclusion que la fièvre urémique paraît toujours être l'expression d'une lésion rénale passagère ou permanente.

Pour nous, d'accord avec notre maître, nous distinguerons plusieurs cas.

Les accidents pernicieux, troubles comateux, cholériformes, vomissements incoercibles, abaissement de la température, dépendent principalement de l'urémie et de la néphrite suppurée.

D'autre part, à la résorption urineuse appartiennent les accès de fièvre intermittents; à elle aussi, quand elle s'exerce lentement, appartient la fièvre pseudo-continue hectique, avec diarrhée, dyspepsie, et quelquefois vomissements, fièvre qui s'accentue de jour en jour, et arrive à 40° au moment de la mort; ce sont peut-être les cas qu'on rencontre le plus souvent dans la stagnation.

On trouve, il est vrai, les reins farcis de petits abcès; mais ces abcès sont-ils la cause de la fièvre, ou bien la conséquence de la stagnation et du traitement par la sonde? On observe des malades qui n'ont pas d'abcès et qui ont de la fièvre; il en est d'autres qui n'ont pas de fièvre et qui ont des abcès.

L'urine qui stagne, nous l'avons vu (expérience de Charcot et Gombault), peut produire ces abcès; de plus, leur production peut être favorisée par l'irritation du canal et de la vessie par la sonde, lorsque les voies d'excrétion et de sécrétion ne seront pas intactes. Aussi nous verrons au traitement qu'il faut être sobre de ces cathétérismes ou du moins qu'il faut surveiller attentivement les malades; on en obtient parfois de bons résultats, mais en d'autres cas, ils paraissent favoriser les complications rénales.

Les différences cliniques entre l'urémie et cet autre état, désigné sous le nom d'ammoniémie, ont été bien indiquées par M. G. Sée (*Gaz. méd.*, 1869, n° 1). *Dans l'urémie*, nous dit-il, on constate des vomissements, de la diarrhée, des troubles respiratoires; la langue est humide et nette, ainsi que les muqueuses laryngée et oculaire; la peau est lisse, blanche, souple, sans odeur; il n'y a point de fièvre, pas de troubles circulatoires; la vue s'altère, les forces s'affaiblissent, les phénomènes convulsifs ou comateux se manifestent, l'intelligence s'obscurcit et s'éteint.

Chez les ammoniémiques les vomissements sont plus rares; il y a de la constipation, la langue est aride, raboteuse, recouverte d'un enduit fuligineux; les muqueuses se dessèchent et prennent un aspect parcheminé; la peau est sèche, terne, grisâtre, la fièvre est presque continue, l'amaigrissement progressif, et la cachexie arrive. Au milieu de cet état grave l'intelligence reste saine.

C'est ainsi, ajoute M. G. Sée, qu'a succombé Berryer.

Le malade présente alors un aspect typhoïde; cependant il y a des différences marquées avec l'état général des vrais typhiques; chez nos malades, l'auscultation et la percnssion de la poitrine ne décèlent presque aucune lésion, l'abdomen n'est ni tendu, ni douloureux, et il y a absence de gargouillement dans la fosse iliaque droite.

Nous n'insisterons pas d'avantage sur la cachexie urinaire; le tableau que nous en avons tracé au commencement de ce travail nous parait suffisant. Rappelons toutefois les complications de parotidite et de phlegmatia alba dolens.

Nous désirons, en terminant ce chapitre, mentionner ces troubles de la motilité qu'on observe parfois chez les vieux urinaires, qui avaient été déjà indiqués dans la thèse de M. Leroy d'Étiolles fils (1850) et qui ont fait récemment le sujet d'une leçon de M. le professeur Charcot (1). Ce sont des troubles paralytiques ou parétiques survenant dans les membres inférieurs, et paraissant devoir être rattachés aux anciennes affections urinaires à titre d'effet consécutif, d'affection deutéropathique.

M. Charcot ramène tous ces faits à trois catégories bien distinctes :

(1) Charcot. Maladies du système nerveux, t. II, p. 295.

1° Le premier groupe comprend les paraplégies dans lesquelles la moelle est le siége d'une lésion inflammatoire, se traduisant pendant la vie par les symptômes de la myélite.

2° Dans le second groupe, la faiblesse des membres reconnaît pour cause une lésion des nerfs du plexus sacré, produite par propagation de proche en proche du travail morbide. Les exemples en sont peu nombreux et peu importants.

3° On observe plutôt une parésie qu'une véritable paralysie des membres inférieurs les symptômes sont fugaces. sujets à des amendements et à des exacerbations successives ; on n'observe rien qui rappelle les symptômes graves dus aux lésions spinales; c'est une paraplégie réflexe, car jusqu'à présent on a toujours constaté l'intégrité de la moelle épinière. Nous avons été à même d'étudier il y a quelques mois un malade du service de M. le Dr Blachez, qui se trouvait dans les conditions de cette dernière catégorie.

Nous ne pouvons insister plus longtemps sur ces troubles nerveux ; nous renvoyons à la leçon du professeur Charcot.

PRONOSTIC.

Le pronostic a été déduit rigoureusement de l'étude anatomique des lésions et de l'étude clinique des symptômes.

Nous avons vu l'hypertrophie d'abord des tuniques de la vessie, puis l'envahissement progressif des éléments actifs par la sclérose interstitielle. Nous avons noté la marche graduelle des symptômes et nous avons déjà fait pressentir la différence de gravité de la rétention incomplète produite par un rétrécissement et de celle qui est due à une lésion prostatique.

Nous n'aurons que très-peu de choses à ajouter ici. Le début insidieux de l'affection est cause qu'on l'ignore souvent et qu'on n'y prend garde. Les effets sont d'autant plus fâcheux qu'on les aperçoit longtemps après leur développement et la marche trompe tellement que l'attention est éveillée trop tard, lorsqu'une affection nouvelle vient augmenter les désordres. C'est ce qui se produit surtout pour la rétention avec distension ; le malade ne souffrant pas de la vessie, mais se plaignant surtout de troubles dyspeptiques, attend longtemps avant de consulter le médecin, et alors la maladie est depuis longtemps confirmés.

La rétention incomplète sans distension est beaucoup moins grave que la précédente, parce que les accidents d'inflammation aiguë dus au cathétérisme sont beaucoup moins à craindre, et parce que les malades qui en sont atteints, souffrant davantage de la vessie, se font traiter beaucoup plus tôt que les autres.

TRAITEMENT.

Il nous est impossible, dans ce travail, d'étudier tous les modes de traitement qui ont été employés dans la rétention incomplète d'urine.

La diversité des cas, la complexité des symptômes ne nous permettent pas davantage de donner des règles fixes et invariables dont on ne devra jamais se départir. Aussi nous bornerons-nous à indiquer sommairement ce que nous avons vu faire dans le service de notre maître dans la majorité des cas.

Deux catégories de malades, nous le savons, se présentent à nous, ne vidant qu'incomplétement leur vessie; les uns atteints de rétrécissement, les autres de lésions prostatiques.

La conduite à tenir est bien différente dans lės deux cas. Toujours le chirurgien doit chercher à s'attaquer à la cause, et les moyens à employer devront nécessairement varier avec la nature de celle-ci.

Dans le premier cas, le doute n'est pas possible; la maladie est intimement liée à la présence du rétrécissement; faisons-le disparaître et nous guérirons rapidement nos malades; que l'on emploie le traitement chirurgical, c'est-à-dire l'uréthrotomie interne, ou bien que l'on ait affaire à la dilatation progressive, le résultat sera toujours le même. Les voies d'excrétion étant libres, le phénomène rétention disparaîtra, et avec lui tous les autres symptômes qui lui forment un cortége habituel.

Mais l'indication est loin d'être toujours aussi nette, les rétrécissements sont la cause la plus rare de l'évacuation incomplète, et encore dans ces cas les accidents sont-ils le plus souvent légers et fugaces.

Les lésions prostatiques sont l'origine de presque tous les accidents que nous avons mentionnés; l'intervention directe du chirurgien est alors beaucoup moins efficace. Ce n'est plus un mode de traitement unique qu'il faut employer; c'est une série de moyens médicaux et chirurgicaux qu'il faudra essayer et varier suivant les différentes modalités des symptômes; et, parmi ces moyens, certains sont une arme dangereuse dans des mains inattentives ou inexpérimentées, aussi le point important dans ces cas difficiles qui sont la règle, est de chercher à saisir les indications et les contre-indications de tel ou tel traitement, surtout du cathétérisme qui peut dans certains cas procurer une grande amélioration et même une survie assez longue pour le malade.

La vessie ne se vide pas. Faut-il la vider? Et si nous répondons par l'affirmative, comment devons-nous la vider? Telles sont les deux grandes questions que nous allons chercher à résoudre.

Faut-il vider la vessie? Assurément, dans la plupart des cas, car si on ne le fait pas on s'expose à avoir des accidents. Il faut ici distinguer deux cas ; tantôt la rétention est complète, depuis quelques jours la vessie est très-dilatée, le malade souffre beaucoup et demande lui-même le cathétérisme ; on donne issue à plusieurs litres de liquide ; tantôt la vessie est dans un état de moyenne distension, et le malade urine seul, mais avec difficulté ; dans ce second cas, si on n'intervenait pas, les accidents immédiats seraient moins à craindre, mais on ne ferait rien pour hâter l'amélioration du malade. Un seul cathétérisme ne suffit pas ; il doit être renouvelé deux ou trois fois en vingt-quatre heures ; sans cela les accidents se reproduiraient très-rapidement.

Ce cathétérisme n'est pas toujours facile; en effet, les instruments explorateurs peuvent être arrêtés au niveau du bulbe par un spasme de la région membraneuse ; dans d'autres cas, le canal peut être rétréci, car l'hypertrophie de la prostate n'exclut pas le rétrécissement, enfin, le plus souvent, les instruments sont arrêtés dans la région prostatique par la saillie et la déformation plus ou moins régulière de la glande qui bombe du côté de la cavité vésicale. Chez plusieurs de nos malades, nous avons été arrêtés à maintes reprises dans la traversée de la prostate par la longueur et la saillie anormale de cette glande.

Dans ces cas, on doit chercher à contourner l'obstacle avec une sonde à béquille, ou bien, ce qui est encore beaucoup plus sûr, à suivre constamment la paroi supérieure de l'urèthre ; pour cela on se sert de sondes à grande courbure (sondes de Gely), ou bien de sondes en gomme bicoudées, ou mieux de sondes à béquilles ordinaires, dans lesquelles on enfonce un mandrin de manière à produire une double courbure plus ou moins marquée à la volonté du chirurgien, et selon le cas particulier.

Enfin, si malgré ces moyens on ne passe pas, on cherche à introduire une bougie filiforme dans la vessie, et on la laisse à demeure ; les malades urinent goutte à goutte le long de cette bougie, et, au bout de quelques heures, les accidents immédiats sont conjurés.

Les malades supportent habituellement bien cette bougie filiforme, et au bout de quelques jours on peut, le plus souvent, passer une sonde.

Lorsque la vessie est très-dilatée, l'évacuation du liquide doit être faite en plusieurs fois, et d'une manière lente ; pour cela, il est prudent de se servir d'une sonde de moyen calibre, afin d'éviter une déplétion trop rapide du viscère ; de plus, M. Guyon donne toujours le précepte de ne jamais vider entièrement la vessie d'un seul trait ; on évite ainsi les changements brusques de pression et la cystite suraiguë, et l'organisme s'habitue facilement et rapidement à ce vide local ; ainsi, si la vessie renferme 3,000 grammes de liquide on en évacue 1,000 grammes, et plusieurs heures après on tente une nouvelle intervention analogue.

Ce cathétérisme, répété d'une façon régulière toutes les six ou huit heures, doit être continué pendant longtemps ; le malade peut apprendre à se sonder lui-même et peut continuer seul son traitement sous la surveillance de son médecin. L'amélioration, sous le fait de cette évacuation régulière, dure quelquefois de longues années sans produire d'accident; tantôt la vessie reprend un peu de contractilité et se vide enfin d'elle-même; mais on ne doit pas trop compter sur cette heureuse terminaison; tantôt elle reste paresseuse et le malade doit se cathétériser constamment.

Mais presque tous les malades négligent bientôt ce traitement, qu'ils considèrent comme fatigant et inutile; alors les accidents premiers reparaissent.

Le passage journalier de la sonde peut devenir difficile, soit que le malade s'y soit mal pris, soit qu'il ait de l'irritation, de l'inflammation ou du spasme du canal; le malade pousse la sonde toujours plus profondément, mais en vain, et alors surviennent les accès de fièvre que nous avons étudiés. Cette fièvre peut même apparaître sans qu'il y ait eu aucune faute dans le traitement. C'est dans ces circonstances qu'on doit remplacer le cathétérisme répété par une autre méthode; nous voulons parler de l'emploi de la sonde à demeure.

Tour à tour vantée et décriée à l'excès, cette méthode est actuellement redoutée et bannie par beaucoup de praticiens, mais nous pouvons dire que si elle est tombée en discrédit, la faute en a été souvent bien plus à l'opérateur qu'à l'instrument lui-même. On a reproché à cette méthode une foule d'accidents qu'un emploi mieux dirigé ou plus opportun eût peut-être fait éviter, et l'on douterait moins aujourd'hui de son efficacité réelle en certains cas si son application avait toujours été restreinte à des limites et à des règles précises.

Mercier fait un tableau tel des accidents et des complications des sondes à demeure, que leur usage paraît devoir être banni à tout jamais de la thérapeutique urinaire. Elles provoqueraient toujours des altérations de la vessie amenant rapidement la rupture du réservoir et des troubles généraux très-intenses.

Nous ne contestons pas ces accidents et ces revers. Mais avec Civiale, dont l'autorité ne saurait être contestée, nous croyons qu'ils sont dus souvent à une application défectueuse ou inopportune.

Certes la sonde à demeure n'est pas d'un emploi journalier à l'hôpital Necker; cependant les quelques cas dont nous avons été témoin, joints à ceux qui ont été publiés provenant du même service, nous permettent d'asseoir notre opinion sur des faits précis et bien observés.

En 1876, notre collègue le Dr Henriet publiait une Etude très-appréciée *sur l'emploi des sondes à demeure dans la rétention d'urine.* L'auteur nous montre dans plusieurs observations rapportées dans leurs petits détails, des malades chez lesquels le cathétérisme répété est rendu impossible ou dangereux par suite d'obstacles mécaniques, et d'autres chez lesquels le passage journalier même facile d'une sonde à travers l'urèthre avait déterminé des accidents assez graves. Le séjour d'une sonde à demeure arrêta rapidement la marche de ces symptômes.

Tantôt le doute n'est pas possible; non-seulement l'usage des sondes à demeure est indiqué, mais il s'impose. Si le cathétérisme est entouré des plus grandes difficultés; si on doit tâtonner longtemps avant de pénétrer dans la vessie; si la rétention devient absolue, la répétition journalière du cathétérisme n'est évidemment pas praticable; il ne reste donc que deux ressources : la ponction hypogastrique renouvelée matin et soir ou bien la sonde en permanence : l'hésitation n'est pas permise; sur ce point tous les chirurgiens se trouvent d'accord.

Tantôt, au contraire, cette indication est beaucoup moins précise. Un malade de M. Henriet avait bien supporté pendant quelque temps le cathétérisme journalier, son état général s'était même très-amélioré; mais un jour il fut pris d'une fièvre intense continue et de troubles dyspeptiques très-accusés. M. Guyon, persuadé que ces accidents étaient provoqués par la répétition même limitée du cathétérisme, fixa une sonde à demeure; au bout de quelques jours, tous les symptômes inquiétants s'étaient amendés.

Dans ce cas, le cathétérisme était facile et innocent en apparence, et cependant il était la cause directe de tous les accidents.

Il y a quelques mois, nous avons observé un fait de ce genre; nous le rapportons ici à cause de sa netteté.

Le nommé Darby entra, le 12 mars 1877, dans le service de M. Guyon pour une cystite chronique; les mictions étaient fréquentes, pénibles, douloureuses. La prostate était saine, la vessie se vidait bien. Pendant un mois, le malade fut sondé à différentes reprises et on lui fit des injections dans la vessie avec une solution de nitrate d'argent au cinq centième; il sortit en bon état et on lui recommanda de se sonder de temps en temps.

Le 11 novembre, en se sondant, le malade cassa dans la vessie une sonde en caoutchouc. Le lendemain, il se présenta à la consultation de M. Desormeaux qui fit l'extraction de plusieurs morceaux.

Trois semaines après, le malade ressentit des douleurs vésicales, principalement après la marche, des envies fréquentes d'uriner, principalement le jour; les urines déposent beaucoup et sont devenues ammoniacales.

Il rentra de nouveau à l'hôpital au mois d'avril, et M. Guyon constata avec la sonde la présence d'un calcul peu volumineux, dont le noyau a été probablement un débris de la sonde.

Les symptômes de catarrhe vésical existent plus accentués; le basfond est profond et le malade ne vide pas sa vessie.

Le 3 avril. On fait une première séance de lithotritie qui est admirablement supportée. M. Guyon fait douze prises en quatre minutes et demie. Puis on fait un lavage avec une sonde à grands yeux. Pas trace de fièvre.

Le 6. Seconde séance. Pas de fièvre.

Le 10. Troisième séance. Le malade a de la cystite et des douleurs vésicales assez vives. Entre les séances de lithotritie, le malade est obligé de se sonder. Ces cathétérismes répétés ont irrité la vessie qui ne peut plus se vider spontanément, ni complètement.

Le 11. Le malade continue à se sonder, mais irrégulièrement, car il souffre, l'introduction de la sonde est facile, mais douloureuse. Le soir, la température s'élève à 38,2,

Le 12. Même état; souffrance, fièvre le soir, le malade continue à se sonder, mais il souffre de plus en plus.

Le 23. On met le soir une sonde béquille à demeure nº 16. La fièvre tombe. On fait dans la vessie une injection avec une solution d'acide borique.

Depuis ce moment, jusqu'au 1er mai, pas traces de fivère ; à deux reprises, on change la sonde.

Le 1er mai. On introduit le lithotriteur qui ne rencontre plus aucun fragment. Le malade sort, pissant bien. On lui recommande de se sonder de temps en temps.

Nsus avons revu le malade depuis sa sortie de l'hôpital ; tous les accidents alarmants ont cessé, il urine encore souvent, se sonde de temps en temps, mais le cathétérisme répété n'est plus la cause d'aucun accident. Son tracé thermométrique que nous publions est tout à fait caractéristique.

Ces faits nous montrent que les malades ne sont nullement comparables entre eux, sans qu'on puisse d'ailleurs formuler à ce sujet aucune règle précise. Tel individu supporte admirablement le cathétérisme quotidien, même souvent renouvelé, et vit des années entières, malgré l'introduction journalière et même répétée plusieurs fois par jour de sondes dans la vessie. La tolérance s'établit rapidement et l'urèthre s'habitue à ce va et vient continuel d'un corps étranger.

Qu'on essaie chez ce même malade l'usage de la sonde à demeure, et l'expérience démontrera bien vite qu'il faut y renoncer ; des souffrances intolérables, de la fièvre, de la cystite intense nous indiqueront le danger qu'il y aurait à continuer ce mode de traitement.

Tel autre malade, dans les mêmes conditions extérieures, facile à sonder, ne pourra supporter le cathétérisme quotidien ; bientôt surviendront des accès de fièvre avec cystite et propagation rénale, ou bien l'urèthre se révoltera, et un jour le cathétérisme deviendra tout à fait impossible. Qu'on place chez ce malade une sonde en permanence, et il la supportera avec une facilité merveilleuse.

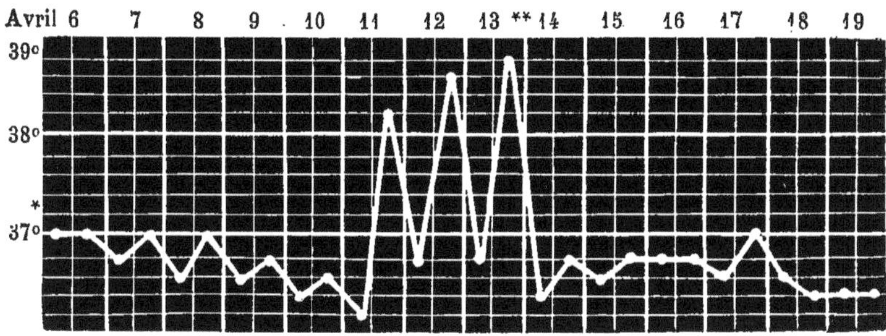

* Lithotritie. — Cathétérismes répétés.
** Sonde à demeure.

Nous pouvons donc dire avec notre ami M. Henriet que, dans la plupart des cas, il sera impossible de prévoir quelle sera à cet égard la susceptibilité spéciale de chaque malade. Souvent, ce n'est qu'après des tâtonnements et des tentatives faites avec réserve et sans parti pris, qu'on arrive à trouver le mode de traitement le plus avantageux. Parfois la sonde à demeure, d'abord intolérable, devient possible à la longue.

Enfin, il est une autre série de malades chez lesquels le cathétérisme répété et la sonde à demeure déterminent des accidents ; tel était le nommé Farré (obs. II). Le cathétérisme, d'abord bien supporté, détermina de la fièvre ; à deux reprises différentes, on plaça une sonde à demeure, mais elle occasionna des accidents tels qu'on dut la retirer.

C'est dans ces cas que le médecin peut être embarrassé ; car l'inaction est presque impossible et l'intervention est assurément dangereuse. Il est préférable de ne sonder le malade que s'il y a absolue nécessité, c'est-à-dire dans le cas de rétention complète ; le reste du temps, il faut le laisser tranquille et le soumettre simplement au traitement général.

Ce traitement consiste d'abord en toniques, vin ou extrait de quinquina, potion de Tood.

Les purgatifs salins souvent répétés seront d'une utilité incontestable, car presque tous nos malades sont constipés. Enfin le lait rendra de grands services, car il y a un dégoût presque absolu pour beaucoup d'aliments ; seul le lait est assez bien supporté, sauf dans les derniers jours où le malade ne peut plus rien prendre.

Les lavements laudanisés, les suppositoires à l'extrait thébaïque ou à la belladone calmeront les douleurs qui empêchent le malade de reposer.

OBSERVATIONS

Obs. I. — Hypertrophie de la prostate. Evacuation incomplète de l'urine. Mort. Péricystite. (Obs. personnelle.)

Arnal (Auguste), 80 ans, entré le 5 janvier 1878, service de M. le professeur Guyon, salle Saint-Vincent, nº 17. Mort le 23 janvier.

Il y a deux ans pour la première fois, ce malade eut de la difficulté pour uriner; il pissait lentement et souvent, mais n'avait jamais eu de rétention véritable.

Il y a vingt jours, il entra à Beaujon, parce qu'il n'avait pas uriné depuis deux ou trois jours. On essaya à plusieurs reprises de le sonder, mais sans succès, et on fut obligé de faire une ponction hypogastrique.

Etat actuel. — Le malade est cachectique. La bouche est sèche, la salive acide.

Les urines sont abondantes, décolorées et troubles.

Par le toucher rectal, on sent la vessie pleine qui fait une saillie très-notable dans le rectum.

Examen de l'urèthre. — Le numéro 17 est arrêté à l'entrée de la région membraneuse. L'explorateur n° 8 passe librement.

Traitement. Extrait mou de quinquina.

La vessie est loin de se vider. On laisse à demeure une bougie collodionée.

6 janvier. La bougie est sortie. La vessie se vide très-imparfaitement. T. soir 37,8.

Le 7. Même état général; le cathétérisme, essayé avec une sonde n° 13 armée du mandrin, n'a pu être pratiqué. On remet à demeure une bougie collodionée.

Le 8. Le malade vide mieux sa vessie. La bougie à demeure a été conservée. Pas de fièvre.

Le 10. Urine plus facilement.

Le 11. Sonde à demeure.

Le 14. La sonde a été enlevée par le malade. Etat fébrile prolongé. La respiration est fréquente. P. 128. T. 38,7. La vessie est distendue, on pratique le cathétérisme avec une sonde n° 10, et on la laisse à demeure.

Le 15. La sonde est restée en place. La vessie se vide assez bien.

Légères hématuries. A la palpation, lorsque la vessie est vide, on sent sur la ligne médiane, à deux travers de doigt au-dessus du pubis, une induration très-nette, arrondie, assez régulière, du volume d'un œuf et faisant une saillie très-appréciable.

Le 16. Urines rouges. Fièvre. T. 38,6 Langue sèche, noirâtre, fendillée. La vessie remonte presque jusqu'à l'ombilic.

Le 17. La sonde est laissée à demeure. Constipation opiniâtre. Etat fébrile très-prononcé; le malade ne répond presque plus aux questions; il est dans un état comateux très-apparent.

Le 19. Température élevée. Etat général mauvais. La sonde est changée et laissée à demeure, on sent toujours très-nettement la tumeur sus-pubienne.

Le 22. La sonde est retirée très-incrustée. Nouvelle sonde à demeure. Température élevée. Coma. Mort le 23.

Autopsie. — *Rein gauche.* — La capsule se détache très-facilement ; en un point, on trouve un kyste séreux à la périphérie de la grosseur d'une noisette, et plusieurs autres de la grosseur d'un pois. La substance corticale est diminuée d'épaisseur ; les calices et le bassinet sont sains. Uretères dilatés, de la grosseur d'une artère fémorale.

Rein droit. — Capsule peu adhérente. Kyste périphérique de la grosseur d'une noix. La substance corticale et les pyramides de Bertin sont infiltrées d'une matière blanchâtre, occupant la plus grande partie de cette substance. La substance médullaire est à peu près indemne.

Vessie. — Très-hypertrophiée. Adhérences très-nombreuses de la face antérieure au tissu cellulaire, qui est très-abondant, très-épais et très-induré. Près de la ligne médiane, on trouve un épaississement beaucoup plus notable, partiel, de la grosseur d'un œuf, répondant à la tumeur que l'on avait sentie pendant la vie. Cette induration paraît formée exclusivement par le tissu cellulaire sous-péritonéal ; à la coupe, on rencontre une très-grande dureté : le tissu est fibreux, lardacé, et plus profondément, on voit très-nettement la paroi musculaire de la vessie.

La musculeuse est très-hypertrophiée ; elle circonscrit de petites cellules très-nombreuses.

La muqueuse est ulcérée en nombreuses places ; elle présente des taches ecchymotiques assez larges ; les ulcérations sont très-marquées dans tout le corps de la vessie, plus accusées au col, moins au niveau du bas-fond.

Le lobe médian de la prostate est assez hypertrophié, un peu dévié.

Les lobes latéraux sont très-hypertrophiés, surtout le droit. Le bas-fond est très-prononcé.

Rétrécissement fibreux, peu étroit, en arrière du cul-de-sac du bulbe.

Obs. II. — Hypertrophie de la prostate. Cachexie urinaire. Mort. (Obs. personnelle.) Farré, 77 ans, entré le 18 mai 1878, salle Saint-Vincent, n° 23. Service de M. le professeur Guyon.

Ce malade était entré depuis plusieurs mois dans le service de M. le Dr Blachez ; il se plaignait de troubles de la miction assez prononcés ; il urinait beaucoup plus depuis quelques mois ; environ 2,500 grammes ou 3,000 grammes d'urine par jour. L'urine était pâle, décolorée, trouble, ne déposant que très-peu. Les mictions étaient fréquentes, la nuit autant que le jour ; il urinait quelquefois dans son pantalon sans s'en apercevoir ; et la nuit, il urinait parfois au lit. Les mictions étaient douloureuses, il poussait fortement et n'avait pas à la fin de la miction la sensation d'avoir vidé sa vessie. Pas de douleurs à la région lombaire, ni à l'hypogastre. On le sonda à plusieurs reprises dans ce service, et bien qu'il eût uriné depuis quelques minutes à peine, on retirait oujours la moitié d'un bassin de liquide. Il y a une vingtaine de jours, en le sondant, hématurie assez abondante. Cette hématurie se reproduisit à plusieurs reprises, mais moins abondante.

Examen actuel — Les troubles de la miction persistent; la vessie est distendue et remonte à plusieurs travers de doigt au-dessus du pubis.

Le canal est libre. On le sonde assez facilement avec une sonde en gomme bicoudée, armée d'un mandrin, on retire 600 grammes d'urines blanchâtres, légèrement laiteuses, un peu alcalines; elles ne contiennent ni sucre, ni albumine. Par le toucher rectal, on sent une hypertrophie considérable de la prostate surtout sur les parties latérales.

En retirant la sonde, on a parfaitement la sensation de petits graviers au niveau de la prostate; et on ramène dans les yeux de la sonde de petits graviers noirs, les uns de la grosseur d'un grain de chènevis, d'autres ressemblant à des graines de tabac, noirâtres. Ces graviers examinés sont composés de phosphate de chaux.

On l'explore avec la sonde d'argent, et on ne trouve pas de calcul, mais on sent que la vessie est épaisse et qu'il y a des colonnes volumineuses.

La langue est sèche, acide, l'appétit diminue, la constipation est habituelle.

Actuellement, il se plaint d'uriner plus souvent et plus abondamment la nuit que le jour; en effet, le jour, il rend 1,000 à 1,200 grammes de liquide et la nuit 1,500 à 1,800 grammes. Les urines sont assez claires, cependant elles déposent légèrement.

21 mai. Les urines sont abondantes, 3,200 grammes. Cependant le malade ne vide pas sa vessie. On le sonde deux fois par jour.

Le 25. Urines aussi abondantes. On passe facilement une sonde bicoudée et on la laisse à demeure. Dans la journée, le malade est pris de fièvre, frissons, sueurs, très-intenses et on est obligé de retirer la sonde.

Le 26. On laisse le malade sans le sonder, 2,500 grammes d'urine.

Le 28. On replace la sonde à demeure.

Le 30. Les urines contiennent du sang en abondance.

Le 31. L'hématurie continue. On enlève la sonde à demeure.

3 juin. L'hématurie a cessé. Les urines sont assez claires, 2,750 grammes. On renonce à tout traitement chirurgical et on laisse le malade tranquille en lui donnant des toniques.

Le 4. Urines assez claires, 2,500 grammes.

Le 17. Le malade va s'affaiblissant de plus en plus. La constipation, qui était opiniâtre, a fait place à une diarrhée abondante

20. La langue est très-sèche, grillée, le pouls petit. La diarrhée persiste.

30. Mort.

Autopsie le 2 juillet 1878. — *Poumons.* — Sains, légèrement emphysémateux.

Cœur. — De volume normal, nullement hypertrophié. Quelques plaques d'athérome sur l'aorte.

Foie. Rate. — Sains.

Estomac. — Sain. Pas de taches ecchymotiques. Pas d'exulcérations

Intestin. — Rien à noter. Pas d'ulcérations. Le gros intestin ne renferme pas de matières fécales ; dans le rectum on trouve un peu de matières semi-liquides.

Rein droit. — L'atmosphère cellulo-adipeuse est très-épaissie et mesure en certains points 15 à 20 millimètres d'épaisseur. La capsule fibreuse est épaissie et peu adhérente au tissu rénal.

Le rein présente à peu près son volume normal. Il est lisse, blanchâtre, avec quelques petites arborisations disséminées. La périphérie présente un pointillé blanchâtre, formé d'une grande quantité de petits abcès miliaires qui ne forment pas de granulations appréciables. Sur une coupe, il n'y a pas d'atrophie du parenchyme, mais la séparation des deux substances n'existe plus. En certains points on trouve des îlots infiltrés de matière blanchâtre, sous forme de tractus qui pénètrent jusqu'aux papilles ; le calice et le bassinet ne sont pas dilatés.

Rein gauche. — Atmosphère celluleuse très-épaissie. Capsule épaisse Rein de volume normal ; sur la face postérieure plusieurs petits kystes lenticulaires ; sur la face antérieure gros kyste de la grosseur d'un œuf. Les deux substances sont très-reconnaissables. Pas d'abcès miliaires.

Uretères. — Dilatés des deux côtés. Parois épaissies.

Vessie. — Capacité augmentée.

La séreuse est épaissie. Peu de tissu cellulaire sous-péritonéal. Hypertrophie de la musculeuse. Les parois, principalement dans la moitié inférieure, ont 12 à 15 millimètres d'épaisseur.

La muqueuse est grisâtre et présente quelques taches ecchymotiques. elle est soulevée par de nombreuses colonnes transversales pour la plupart. Sur la face postérieure un certain nombre de ces colonnes n'adhèrent que par leurs extrémités et limitent en arrière une poche pouvant contenir un œuf et dont les parois sont extrêmement minces et dépourvues complétement de tissu musculaire. Dans cette poche, et dans d'autres petites situées au voisinage, on trouve des concrétions noirâtres analogues à celles qu'on avait retirées pendant la vie et que l'examen chimique l'a démontré être du phosphate de chaux et des hématies.

En arrière, adhérence de la vessie au rectum et à une anse d'intestin grêle ; en ce point, petit foyer circonscrit et enkysté : en opérant quelques tractions on voit le pus s'écouler par un petit orifice à la face postérieure de la vessie.

Les embouchures des uretères sont légèrement dilatées. Hypertrophie considérable des deux lobes latéraux de la prostate qui sont légèrement ulcérés.

En coupant le canal de l'urèthre sur la face supérieure, on arrive dans la vessie après avoir sectionné un lobe supplémentaire de la prostate situé en avant. Ce lobe de près de 3 centimètres de longueur formé par du tissu prostatique pouvait facilement faire bouchon au niveau du col et interrompre le cours des urines.

Canal de l'urèthre, sain.

Examen microscopique. — Les reins, le droit surtout, présente toutes les altérations de la néphrite interstitielle. Mais l'envahissement par le le tissu conjonctif est beaucoup plus accusé au niveau des tubes droits que partout ailleurs. Ces tubes sont englobés par une trame fibreuse au milieu de laquelle on trouve beaucoup de cellules embryonnaires. Les glomérules paraissent très-peu atrophiées.

Vessie. — L'hypertrophie porte sur toutes les tuniques.

La muqueuse est très-épaissie et convertie en tissu fibreux.

Les faisceaux circulaires de fibres lisses sont très-augmentés d'épaisseur ; à un fort grossissement on voit les fibres-cellules qui sont certainement en nombre beaucoup plus considérable qu'à l'état normal, et qui de plus, paraissent chacune plus large. Entre les faisceaux on trouve des tractus fibreux très-épais qui les entourent complétement ; ils renferment un certain nombre de cellules embryonnaires qui tranchent, par leur coloration rouge foncé, sur la coloration jaunâtre du tissu musculaire par le picro-carminate d'ammoniaque ; de ces tractus fibreux partent d'autres cloisons plus petites qui pénètrent dans l'épaisseur des faisceaux musculaires et les cloisonnent de nouveau. En certains points on voit nettement des cellules embryonnaires interposées entre chacune des fibres-cellules qui restent serrées les unes contre les autres ; en d'autres points certaines fibres lisses ont disparu en laissant un espace occupé non plus par du tissu embryonnaire, mais par un tissu plus ancien formé de fibrilles cellulaires englobant encore des cellules embryonnaires.

Obs. III. — Hypertrophie de la prostate. Rétention incomplète d'urine (Observation personnelle).

Dumazy (Louis), âgé de 61 ans, entre à l'hôpital Necker, service de M. Guyon, n° 16, Saint-Vincent, le 22 février 1878.

Il y a deux ans et demi, ce malade a eu une rétention subite d'urine qui a duré une quinzaine de jours. Depuis cette époque il urine souvent le jour et la nuit.

Il y a six jours, à la suite d'un excès de boisson, le malade a eu une nouvelle rétention d'urines, et depuis cette époque il urine par regorgement.

Pouls régulier. T. 37.2.

23. Le malade a été calme la nuit. Il a uriné par regorgement. La vessie est dilatée, elle remonte jusqu'a deux travers de doigt au dessous de l'ombilic.

Les fonctions digestives sont en mauvais état. La bouche est sèche, le malade ne secrète que peu de salive. Elle est acide. La soif est très-vive, la langue blanche, l'appétit est diminué; pas de vomissements.

Exploration. — Le canal est libre (le malade avait eu une chaude-pisse il y a onze ans); la boule n° 19 passe après un léger ressaut au bulbe. La prostate est très-grosse, uniforme, pas de bosselures ; les vésicules séminales sont indurées.

T. matin, 37. Soir, 38.

On sonde le malade avec une sonde à béquille. Le malade vient d'uriner, et il reste dans la vessie 200 grammes d'urine un peu trouble.

24. Le malade ne vide pas sa vessie.

Les troubles dyspeptiques persistent. Constipation opiniâtre

Deux verres d'eau de Sedlitz.

T. matin, 38.6. Soir, 39.2.

Le cathétérisme n'a pas été fait d'une façon régulière.

25. Le cathétérisme est fait régulièrement.

T. matin, 37.6. Soir, 37.8.

26. T. matin, 37. Soir, 38.2.

Le cathétérisme est fait régulièrement matin et soir : l'urine est moins trouble ; les troubles dyspeptiques diminuent. Depuis le 27 février jusqu'au 19 mars, l'état du malade est assez satisfaisant, la température oscille entre 36.6 et 37.4. Pas de fièvre.

19 mars. La langue est de nouveau sèche, acide ; le malade n'a presque plus d'appétit ; répugnance profonde pour les aliments. On continue le cathétérisme.

23. Ces accidents s'amendent.

Le malade sort le 8 avril, emportant avec lui une sonde à béquille n° 16 ; il doit se sonder deux fois par jour.

Obs. IV. — Pyélo-néphrite et prostatite tuberculeuse. Evacuation incomplète de l'urine. (Observation personnelle).

Gil.., 27 ans, entré le 28 janvier 1878, service de M. Guyon, salle Saint-Vincent n° 9.

Le malade a eu une blennorrhagie il y a dix mois ; actuellement elle est complètement guérie. Il y a deux mois et demi, douleurs pendant les mictions qui étaient beaucoup plus fréquentes surtout quand le malade marchait. Il rendait très-peu d'urine à chaque miction et laissait échapper les dernières gouttes dans son pantalon ; de plus, il a souvent de l'incontinence nocturne ; cette incontinence existe aussi le jour, mais le malade a parfaitement conscience des envies d'uriner sans pouvoir se retenir.

Exploration. — Le canal est libre. Par le toucher rectal, on constate que la prostate est volumineuse, bosselée. Les vésicules séminales sont indurées surtout à droite et bosselées.

1er février. Fièvre et frissons hier dans la journée. Sulfate de quinine Sudations abondantes.

2. Langue sèche, bouche acide. Vomissements bilieux. Quelques râles sibilants dans la poitrine. Région lombaire douloureuse. Traitement, douze ventouses sèches sur la région lombaire. Urines abondantes, troubles, décolorées. Dépôt abondant de pus. L'albumine dosée donne 0,75 centigrammes. Mais en raison de la quantité de pus que contient l'urine, on doit l'attribuer uniquement à l'élément albuminoïde des globules.

4. Nouvel accès de fièvre. Le malade ne vide pas sa vessie, elle remonte à trois travers de droit au-dessus des pubis. Cathétérisme régulier deux fois par jour, donnant chaque fois 6 ou 700 grammes d'urine. L'incontinence persiste, mais moins complète.

6. Râles de bronchite dans toute la poitrine, vingt ventouses sèches.

7. 6 ventouses scarifiées.

8. La figure est un peu bouffie. Régime lacté.

9. Les urines contiennent toujours beaucoup de pus.

Tannin, 0,50 en trois prises.

14. Le malade ne souffre plus des reins, la bouffissure a disparu ; la la langue n'est pas sèche, mais la bouche est acide.

15. Mêmes caractères de l'urine que précédemment. L'albumine dosée donne 0,80 centigrammes.

16. Beaucoup de pus dans l'urine. Cathétérisme répété.

20. Sueurs abondantes hier soir. Le malade vide mal sa vessie. Les urines contiennent toujours du pus ; la contraction vésicale est presque intacte ; distension de la vessie. Les urines sont acides. Elles sont toujours aussi abondantes.

Depuis plusieurs mois, le malade urine de 3,000 à 3,500 grammes en vingt-quatre heures

24. On continue le cathéterisme deux fois par jour.

1er mars. Vide mieux sa vessie.

19. A toujours beaucoup de peine à uriner. Vide mal sa vessie. Etat stationnaire. On continue le cathétérisme.

6 avril. Ne vide pas sa vessie. Le malade vient d'uriner et il reste encore 750 grammes d'urine.

10. Examen microscopique de l'urine. Nombreuses cellules vésícales saines. Plaque d'épithelium sain renfermant une vingtaine de cellules saines. Cellules à bords déchiquetés, légèrement granuleuses. Quelques cellules plus petites, allongées en raquette paraissent venir de l'urèthre ou de la prostate. Nombreux globules blancs, dont certains paraissent déformés.

Nouvel accès de fièvre ce matin à 6 heures, avec bouffissure de la face. Les urines sont très-chargées et laissent déposer une grande quantité de pus. Le malade vient d'uriner, et, par le cathétérisme on retire 700 grammes d'urine.

T. 40.2.

27. Frissons. Nouvel accès de fièvre. Il n'y a pas plus d'albumine dans son urine que les jours précédents. Le malade a uriné il y a une demi-heure ; par le cathétérisme on retire 600 grammes d'urine.

28. Plus de fièvre, l'œdème de la face a disparu complétement.

2 mai. Nouvel accès de fièvre.

Entre les accès de fièvre, le malade est bien. Il se sonde deux fois par jour, mais présente toujours un peu d'incontinence d'urine et nocturne.

16. Nouvel accès de fièvre durant vingt-quatre heures.

T. 39.2.

24. Le malade vide beaucoup mieux sa vessie. On le sonde dès qu'il vient d'uriner ; il ne garde plus que 175 grammes dans sa vessie. Cependant, il conserve toujours un peu d'incontinence diurne et nocturne, et en marchant, parfois il s'écoule un peu d'urine dans son pantalon.

Dans ce cas, en dehors de ces accès survenant le matin et durant à peine quelques heures, la température restait tout à fait normale.

Obs. V. — Hypertrophie de la prostate. Rétention incomplète. (Observation personnelle.

Coupart, 60 ans, entré le 21 janvier 1878, salle Saint-Vincent n° 24. Depuis trois semaines, ce malade est obligé d'uriner très-souvent. Il urine goutte à goutte, il a parfaitement conscience du besoin d'uriner, mais il ne peut pas se retenir. Les mictions sont au moins aussi fréquentes la nuit que le jour ; il n'urine pas au lit, mais se réveille très-souvent.

Sa vessie est très-distendue et remonte à plusieurs travers de doigt au-dessus des pubis.

Jamais d'hématurie ; son urine est abondante et trouble, blanchâtre.

Le canal n'est pas libre complètement. La boule n° 18 est arrêtée au bulbe. Le n° 14 passe librement et presque sans douleur.

Toucher rectal, Prostate très-grosse ; lobe moyen énorme. Le malade a un aspect cachectique ; l'appétit est très-diminué.

25. Fièvre. Frisson et point de côté hier. Râles de congestion des deux côtés et en arrière. 20 ventouses sèches. Sudation.

T. matin, 38.6. Soir, 38.8.

26. 20 ventouses sèches en avant de la poitrine.

T. matin, 38.6. Soir, 38.8.

27. Langue très-sèche ; le malade ne répond presque plus aux questions subdélirum.

T. matin, 38.8. Soir, 39,4.

Urines foncées, très-peu abondantes.

28. La congestion pulmonaire augmente. Large vésicatoire sur la poitrine. La vessie ne se vide pas.

T. matin, 39.4. Soir, 39.

29. Le malade est agonisant.

T. matin, 39.6. Mort le soir.

Autopsie. — *Urèthre.* Sain.

Prostate. — Hypertrophiée dans ses deux lobes latéraux. Le lobe médian est presque normal.

Le col vésical est sain.

La vessie est légèrement dilatée. Par contre, l'épaisseur est considérablement augmentée. Entre la couche séreuse qui est épaissie et la couche musculaire, on constate une grande quantité de tissu adipeux, de telle sorte que la séreuse se laisse facilement détacher des autres tuniques.

Au niveau de la partie supérieure, la vessie a 8 millimètres d'épaisseur, tandis que sur la face antérieure et les faces latérales elle mesure 12 millimètres.

La tunique musculaire est très-épaissie et contient du tissu adipeux au milieu des fibres musculaires.

Le bas fond est très-peu développé.

La muqueuse est rosée, mais dans la moitié de son étendue, surtout vers les parties latérales, on constate de nombreuses ecchymoses tantôt en nappe, tantôt d'apparence punctiforme.

Sur la face postérieure surtout, nombreuses colonnes transversales analogues aux colonnes du cœur. Peu de disposition réticulée; les colonnes transversales sont rarement coupées par des colonnes longitudinales.

Les urétères sont dilatés.

Les deux reins sont très-gros, un peu lobulés, la capsule fibreuse s'enlève très-facilement sans entraîner de tissu rénal.

La surface est pâle, un peu mate, anémiée, d'aspect chagriné. La surface est parsemée de 5 ou 6 kystes de la grosseur d'un pois, et de plus en regardant attentivement, on voit une très-grande quantité de petits kystes analogues de la grosseur d'une tête d'épingle.

La substance corticale est augmentée d'épaisseur et infiltrée de produits grisâtres; la limite avec la substance médullaire n'est pas nette et les deux substances se confondent insensiblement. Les glomérules de Malpighi n'apparaissent pas sous forme de petits points rouges comme dans la néphrite interstitielle.

Congestion pulmonaire très-intense aux deux bases. Pas de tubercules.

Cœur dilaté. Valvules sigmoïdes et aorte athéromateuses.

Examen microscopique. — Rein. — Néphrite interstitielle et suppurative assez avancée.

Vessie. — Épaississement notable de la muqueuse qui est transformée en certains points en véritable tissu fibreux. Entre chaque faisceau musculaire, épaississement du tissu conjonctif qui devient fibreux et paraît ancien, avec noyaux embryonnaires colorés fortement en rouge; entre chaque petit faisceau, fibres conjonctives moins épaisses formant des traînées très-appréciables avec noyaux embryonnaires. Les fibres musculaires sont à peu près intactes : quelques-unes paraissent en certains points très-granuleuses; on n'y voit pas de granulations graisseuses, en certains points elles semblent étouffées par la sclérose conjonctive.

Entre les faisceaux musculaires, on trouve çà et là de nombreuses vésicules adipeuses.

Les parois des artérioles et des veinules sont hypertrophiées et au pourtour on voit une zone inflammatoire récente.

Rétention d'urine incomplète sans distension; hypertrophie prostatique (mort) (Obs. personnelle) (Pièce préparée pour le Musée Civiale).

Lallemand. 64 ans, entré salle St-Vincent n° 10, le 17 décembre 1877.

Depuis un an le malade s'aperçoit qu'il a de la difficulté pour uriner et que les envies sont plus fréquentes qu'auparavant, surtout la nuit. Il y a six mois, il commença à uriner au lit; la plupart du temps il n'avait pas la sensation du besoin d'uriner; quelquefois cependant il était réveillé par ce besoin, mais s'il ne parvenait pas à le satisfaire immédiatement, l'urine s'échappait. Dans la journée il ne perd pas son urine dans son pantalon, mais à condition de pisser dès que l'envie se fait sentir.

Exploration. — Le canal est libre. — La prostate est un peu grosse.

Le 18 décembre. On sonde le malade avec une sonde à béquille n° 17 dix minutes après qu'il a uriné; on retire 450 grammes d'urine.

Le 19 Le malade est resté hier plusieurs heures sans uriner. Aujourd'hui on le sonde dès qu'il a fini d'uriner, il reste encore 300 grammes d'urine.

Le 21. Le malade est sondé 2 ou 3 fois en vingt-quatre heures, il ne pisse plus dans son lit.

Le 25. Le malade est sondé assez difficilement; on est obligé de se servir d'un mandrin.

Le 29. Le malade se sonde lui-même, et demande sa sortie. Le malade rentre à l'hôpital au commencement de février 1878. L'état général est mauvais. Les fonctions digestives sont en mauvais état. La langue est sèche, la bouche acide; le malade a peu d'appétit. La vessie ne se vide pas.

On le cathétérise 2 et 3 fois par jour, tantôt avec une sonde à béquille, tantôt avec une sonde bicoudée, et on fait des injections d'acide borique dans la vessie.

Peu à peu les symptômes s'amendent, et le malade sort amélioré au bout de 15 jours. Il se sonde seul.

Le malade revient deux fois par semaine et on lui fait des lavages dans la vessie avec une solution d'acide borique de 2 p. 100.

Le 2 mars. Le malade rentre à l'hôpital. L'état général est grave. La vessie ne se vide qu'incomplétement. Le malade avait beaucoup de peine à se sonder, et parfois il ne pouvait y parvenir. T. soir 39.

Le 3. On sonde le malade. Fièvre. T. mat. 38,4. soir 40,2.

Le 4. On est arrêté au cul-de-sac du bulbe avec la sonde à béquille; on passe avec un mandrin et on vide la vessie. Les urines sont alcalines, peu abondantes, contiennent beaucoup de pus. Injection d'acide borique. On fixe la sonde à demeure. T. m. 40 — soir 39,2.

Le 5. La sonde n'a pas tenu. L'état devient adynamique. Diarrhée. T. m. 39. — s. 39. — Nouvelle sonde à demeure.

Le 6. T. m 37,4 — soir 38,4.

Le 7. Langue sèche. — Anorexie. Tisane de gentiane. T. mat. 37,2. soir 39,4

Le 8. Langue sèche, collutoire au borax, gargarisme au bicarbonate de soude. On vide la vessie. T. m. 38,6 — soir 39,2.

Le 9. Langue sèche. Un peu de muguet buccal. T. m. 38 — soir 39,6.

Le 10. T. mat. 40. – soir 38,8.

Le 11. Légère amélioration ; le malade est moins prostré. T. m. 38.2. — soir 39,4.

Le 12. On a beaucoup de peine à sonder le malade.

Le 15. Le malade est au plus mal, soif vive, ne peut plus rien avalé. Mort à quatre heures de l'après-midi.

Autopsie. — *Poumons*, *rate*, *foie*, sains.

Rein droit. — Hypertrophie très-considérable de l'amosphère celluleuse qui englobe complétement le rein dans toute son étendue ; elle présente en moyenne 2 centimètres d'épaisseur et parfois même 3 centimètres ; elle est peu adhérente.

La capsule fibreuse est peu adhérente ; la surface du rein est criblée de petits abcès miliaires de la grosseur d'une tête d'épingle. En certains points ces petits abcès occupent la substance corticale et médullaire ; en d'autres points la substance corticale paraît augmentée de volume. elle est pâle, non granuleuse et ne présente que peu d'abcès miliaires; En pressant sur les papilles, on fait sourdre un liquide purulent. — Le rein est augmenté de volume et pèse 240 grammes sans la couche adipeuse. — Les calices et le bassinet sont dilatés, injectés et remplis d'un liquide puriforme.

Rein gauche. — Absolument les mêmes lésions à l'œil nu; même hypertrophie de l'atmosphère cellulo-adipeuse, même aspect extérieur, mêmes abcès miliaires pénétrant plus ou moins dans la profondeur, toutefois ces lésions paraissent plus avancées.

Cœur. — Pas d'hypertrophie. Un peu d'insuffisance mitrale. Valvule mitrale un peu épaissie. Dilatation considérable de l'oreillette droite.

Vessie. La capacité vésicale est un peu augmentée.

Hypertrophie considérable de toutes les tuniques.

La couche séreuse ou péritonéale est séparée de la couche fibreuse par une masse très-notable de tissu fibro-adipeux ; cette nouvelle couche atteint 5 millimètres au sommet de la vessie, sur ses faces antérieure et latérales ; sur la face postérieure elle est beaucoup plus épaisse, et la prostate, les vésicules séminales et la terminaison des uretères sont pour ainsi dire incrustées dans cette masse ; il faut disséquer au milieu du tissu fibreux pour préparer ces organes; on a ainsi en arrière de la vessie la même apparence que chez la femme dans le cas de périmétrite et d'adhérence de l'utérus au petit bassin.

La couche musculaire est hypertrophiée et présente 7 à 8 millimètres d'épaisseur.

La muqueuse, épaissie, n'est nullement ramollie. On trouve sur la face interne de nombreuses colonnes. Elles affectent deux directions principales. Sur les faces latérales on trouve deux colonnes très-épaisses, une de chaque côté, verticale, occupant toute la hauteur de la vessie; ces colonnes sont réunies l'une à l'autre par d'autres colonnes horizontales et très-nombreuses, représentant parfaitement les barreaux d'une échelle dont les colonnes verticales seraient les montants. Au niveau du bas-fond, ces colonnes horizontales s'unissent aux verticales, en décrivant une légère courbure à concavité supérieure et forment avec celles-ci un véritable fer à cheval ouvert en haut.

Examen microscopique. — L'examen histologique des reins et de la vessie démontre la présence des mêmes lésions que dans l'observation précédente de Coupart.

Partout épaississement conjonctif entre les faisceaux musculaires, aspect fibreux de la muqueuse. Seulement les lésions sont un peu plus anciennes, et on rencontre un peu moins de cellules jeunes à l'état d'isolement.

Obs. VII. — Rétrécissement, hypertrophie de la prostate. — Calculs de la prostate. — Rétention avec distension vésicale. (Observation personnelle.) Présentée à la Société anatomique le 15 février 1878.)

Mouchet, 63 ans, entré le 5 février 1878, salle St-Vincent, nº 3.

Cet homme a eu une légère chaudepisse à l'âge de 20 ans. En 1846 le malade a commencé à uriner plus souvent; les mictions étaient longues et douloureuses, et les dernières gouttes d'urine tombaient dans son pantalon. — En 1865, il eut une rétention d'urine, et fut traité par la dilatation pendant une année, Depuis cette époque jusqu'en 1869, tous les accidents avaient disparu quand il fut repris de douleurs pendant les mictions, qui devinrent douloureuses et très-longues, le malade urinant goutte à goutte.

Le 4 février. Sans cause appréciable, le malade fut pris de rétention d'urine; un médecin de la ville fit un cathétérisme infructueux, et provoqua une légère hémorrhagie uréthrale.

Le 5. On explore son canal avec les explorateurs à boule olivaire; tous depuis le nº 21 jusqu'au nº 6 sont arrêtés à la région périnéo-bulbaire. On peut introduire une petite bougie filiforme, collodionée; mais cette bougie qui a franchi le rétrécissement s'arrête au niveau de la prostate ; on la laisse à demeure. La vessie est très-distendue et remonte jusqu'à l'ombilic ; le malade urine par regorgement.

Le 6. La bougie est sortie pendant la nuit ; on en fixe une autre à demeure ; mais celle-ci, pas plus que la précédente, ne peut franchir la région prostatique ; la vessie est encore plus distendue que la veille, elle remonte à deux travers de doigt au-dessus de l'ombilic.

Le 7. Le malade a uriné par regorgement avec sa bougie ; la vessie est un peu moins distendue, mais l'état général devient grave. La température n'est pas élevée. Le malade est oppressé et on entend des râles muqueux dans la poitrine.

Le 8. Congestion pulmonaire très-intense. La langue est sèche, couverte d'un enduit brunâtre. La température s'abaisse à 35,6. Mort.

Autopsie. — *Cœur.* — Très-gros, 600 grammes. Le cœur droit est normal. Hypertrophie énorme du ventricule gauche. Pas d'insuffisance aortique, ni mitrale. Le bord de la valvule mitrale un peu épaissi. Aorte légèrement athéromateuse ; quelques plaques calcaires.

Foie, rate. — Sains.

Reins assez volumineux ; chaque rein pèse 230 grammes. Ils sont pâles à la surface, la capsule fibreuse s'arrache facilement sans entraîner de substance corticale, la périphérie est bosselée, granuleuse et présente une quantité de petits kystes miliaires ; la substance corticale paraît normale.

Prostate du volume d'une petite orange ; les deux lobes latéraux sont énormément hypertrophiés ; le médian est à peu près normal ; au premier abord, on pourrait croire que l'hypertrophie est générale, car les obes latéraux se rejoignent en arrière, et le col vésical est limité par un bourrelet circulaire très-régulier ; sur le lobe latéral gauche, existe une petite saillie en forme de champignon de la grosseur d'un pois. En coupant la prostate sur la ligne médiane, on rencontre de nombreuses lacunes, remplies par des petits calculs noirâtres, irréguliers, triangulaires, variant de la grosseur d'une petite graine, à celle d'un grain de tabac.

A l'entrée de la région membraneuse de l'urèthre rétrécissement peu marqué ; quelques petites brides fibreuses ; dilatation en arrière.

Les calculs prostatiques, analysés par notre ami M. Guignard, dans leur partie minérale, sont composés de phosphate de chaux.

La vessie est pleine d'une urine claire ; très-distendue, elle remonte jusqu'à l'ombilic ; son épaisseur est à peu près normale ; nullement hypertrophiée, elle paraît au contraire amincie en certains points. La surface interne est à peu près lisse, le bas-fond est très-prononcé, car la prostate très-hypertrophiée remonte dans la cavité vésicale. Petite loge à gauche pouvant contenir une noisette. Au niveau du bas-fond, on peut voir que la couche musculaire formée par des faisceaux horizontaux et parallèles dessine des colonnes encore peu saillantes, mais déjà appréciables et faisant un relief sous la muqueuse. Ces faisceaux concentriques forment une véritable couronne elliptique au bas-fond vésical.

Obs. VIII. — Hypertrophie prostatique. Rétension incomplète. Incontinence d'urine. Mort. (Observation tirée du registre de M. e professeur Guyon.)

Angot, 69 ans, entré le 8 novembre 1869, salle Saint-Jean, n° 11, service de M. Guyon.

Ce malade n'a jamais eu de blennorrhagie. La miction s'est toujours bien opérée jusqu'à environ il y a dix-huit mois. Le malade fut pris d'incontinence nocturne, sans cesser d'uriner très-bien pendant journée, sans difficulté ni douleur.

Depuis cinq ou six mois l'incontinence nocturne s'est de plus en plus prononcée, en même temps que les envies sont devenues beaucoup plus fréquentes.

Jamais de fièvre ni de douleurs lombaires. Le malade n'a jamais été sondé et n'a jamais uriné de sang.

A son entrée, outre son incontinence, il présente de l'anasarque et de l'ascite. Bruit de souffle au cœur au premier temps et à la pointe. Depuis trois mois les jambes sont enflées, mais l'œdème disparaît par le repos. Depuis quelque temps le malade a un peu maigri.

10 novembre. *Exploration.* — L'urèthre est libre et laisse passer la boule n° 21. Les urines s'écoulent mêlées de sang. Par le toucher rectal la prostate est volumineuse. Le malade ne vide pas sa vessie.

11. Depuis l'exploration, les urines sont fortement sanguinolentes. Frisson. Fièvre.

12. Sulfate de quinine.

15. La vessie se vide mieux, les reins sont douloureux, l'œdème des membres a disparu. L'ascite persiste. Les urines sont claires.

16. Faiblesse, somnolence ; le malade va sous lui.

18. Les urines ne contiennent plus de sang ; elles sont troubles, fortement albumineuses. L'incontinence persiste jour et nuit. Somnolence, amaigrissement sans fièvre. Mort.

Autopsie. *Poumons.* — Emphysémateux.

Cœur. — Epaississement des valvules tricuspide et mitrale. Insuffisance tricuspide. Aorte athéromateuse.

Reins. — Tous deux atrophiés, bosselés ; les bosselures sont, les unes blanches et solides, les autres jaunâtres, purulentes.

Bassinets. — Dilatés, finement arborisés.

Uretères. — Un peu dilatés.

Urèthre. — Sain.

Vessie. —Volumineuse, contenant de l'urine mêlée de pus et de matières muqueuses filantes.

Le tissu cellulaire périvésical est graisseux, épaissi, induré et très-adhérent aux fibres musculaires. La muqueuse est soulevée par des colonnes extrêmement saillantes, entrecroisées. A un centimètre au-dessus des uretères, on trouve principalement une colonne très-grosse, horizontale, formant une véritable couronne au bas-fond vésical. La muqueuse est ardoisée, avec des taches noirâtres et rougeâtres qui lui donnent un aspect tigré. Au niveau du trigone elle est plus lisse, blanche et présente une injection fine, très-marquée.

Le lobe médian de la prostate forme dans le col vésical une grosse tumeur arrondie, du volume d'une cerise, un peu pédiculée ; elle entr'ouvre le col en laissant de chaque côté une petite rigole ; cette tumeur est un peu mobile et retombe en bas et en avant quand on dresse la vessie.

Les deux lobes latéraux sont très-gros. Les vésicules séminales et les canaux déférents sont englobés dans un tissu cellulaire induré, mais on peut cependant les isoler.

En disséquant le tissu cellulaire périvésical, on tombe de temps en temps sur de petits abcès recouverts en dehors d'une mince couche de tissu cellulaire et communiquant d'autre part directement avec le fond des anfractuosités circonscrites par les colonnes.

Obs. IX. — Rétention d'urine. Abcès périprostatique. Hypertrophie de la prostate. (Pièce du musée Civiale, n° 63.)

Demaret, 82 ans, entré le 15 août 1873.

Ce malade urine mal depuis fort longtemps. Il a été sondé en ville plusieurs fois, et la sonde ramène du sang.

Le canal est libre dans toute son étendue. La prostate est très-volumineuse, mais non dégénérée.

Le malade ne vide pas sa vessie. On retire un demi-litre d'urine alcaline mélangée de muco-pus.

20 août. La vessie se vide de plus en plus mal, il y a atonie complète, et lorsqu'on sonde le malade, il faut presser sur la vessie pour faire sortir de l'urine.

Le 25. Avant d'arriver dans la vessie, on voit s'écouler du pus grumeleux par la sonde. La sonde butte, on la retire, et en la repoussant en haut avec la main appliquée sur le périnée, on la fait pénétrer dans la vessie; en la retirant, on ramène encore du pus. Pas de sang.

Plusieurs fois, à partir de ce jour, on tombe dans une cavité remplie de pus. L'état général du malade s'aggrave. Fièvre le soir. Urines chargées de pus. Le malade auquel on fait matin et soir des injections d'eau de goudron, meurt le 4 septembre.

Autopsie. — Vaste cavité purulente en arrière de la vessie, au devant du rectum, limitée en haut par le cul-de-sac péritonéal, en bas par la région membraneuse et l'aponévrose moyenne. La face externe de la vessie est suppurée à la partie postérieure.

La muqueuse vésicale est d'un gris noirâtre, et présente par places des colonnes très-saillantes. La cavité vésicale est plutôt diminuée. Elle contient un liquide purulent. Les colonnes vésicales sont horizontales, forment des couronnes concentriques et sont situées surtout en arrière de l'orifice des uretères.

Prostate. Très-hypertrophiée, présente une sorte de pont réunissant les deux lobes latéraux. La sonde passe facilement dans l'ouverture pratiquée au-dessous du pont. La face postérieure de la prostate est en contact avec le foyer purulent, mais ne présente pas de pus dans son intérieur; il semble que la vésicule séminale du côté gauche soit suppurée, la droite peut être isolée sans peine des tissus voisins.

A la région membraneuse près de l'extrémité antérieure, il existe à la paroi inférieure du canal une ouverture ovalaire creusée aux dépens de la muqueuse. Cette ouverture conduit par un trajet dirigé en arrière et en haut dans la cavité purulente que l'on remarque à la face postérieure de la vessie.

Obs. X. — Rétrécissement infranchissable par écrasement du bassin. Fistules. Uréthrotomie externe. Mort. (Observation recueillée et pièce préparée par M. G. de Marignac, interne des hôpitaux). (Résumé.)

Marchal (Jean), 31 ans, entré le 24 septembre 1877, salle Saint-Vincent, nº 17.

Il y a douze ans, en 1865, le malade a été pris dans un éboulement et fut atteint de lésions graves qui l'obligèrent à rester au lit plus de six mois; pendant tout ce temps, il ne pouvait pas remuer le membre inférieur droit.

Immédiatement après l'accident, le malade n'eut ni uréthrorrhagie, ni rétention d'urine, mais quelques jours après, l'urine ne put plus sortir par la verge et il fut atteint d'infiltration urineuse, et il se forma des fistules qui donnaient passage à l'urine; au bout de quelque temps l'urine commença à sortir par la verge, et les fistules se fermèrent les unes après les autres. Le malade urinait par la verge, mais avec beaucoup de peine, et l'urine ne sortait que goutte à goutte.

En février 1876, il fut pris de rétention complète; les tentatives de cathétérisme ayant échoué, on fit des ponctions hypogastriques; au bout de quelques jours son ancienne fistule du périnée se rouvrit, et depuis lors la plus grande partie de l'urine passe par cette fistule au moment de la miction.

Etat actuel. — Teint jaunâtre, peu d'appétit, la peau et la langue sont sèches.

On ne peut franchir le rétrécissement avec aucun instrument, tous les explorateurs sont arrêtés dans la région périnéale. Par le toucher rectal on sent en avant du rectum une masse dure, du volume d'un œuf de poule et qui paraît située sur le trajet du canal. La branche ischio-pubienne droite paraît rapprochée de la ligne médiane, la symphyse du pubis est abaissée et élargie.

Un stylet introduit dans la fistule ne peut pénétrer dans la vessie.

Le périnée est induré, le raphé médian est fortement dévié du côté droit, et sur ce raphé on voit l'ouverture de la fistule. La vessie est distendue par l'urine.

Du 26 septembre au 13 octobre, plusieurs tentatives infructueuses de cathétérisme.

Le 19 octobre. Frissons, fièvre, vomissements. T. matin 38°2; soir 38°8.

Le 20. Les vomissements persistent. La vessie est très-distendue, les douleurs rénales très-vives. Plus de fièvre.

Le 21. Le malade urine beaucoup par la fistule.

Le 26. L'appétit est nul; le malade s'affaiblit, mais il n'y a pas de fièvre.

Le 2 novembre. Uréthrotomie externe.

Le 4. Toute l'urine mélangée de pus sort par la verge.

Le 6. En vingt-quatre heures la température tombe de 37° à 34°8 au moment de la mort.

AUTOPSIE. — *Cœur.* — Volumineux, un peu graisseux, ventricule gauche épaissi; quelques végétations sur le bord libre de la valvule mitrale.

Vessie. — Distendue par de l'urine purulente, ses parois sont hypertrophiées, sa face interne présente des colonnes très-marquées; ces colonnes siégent surtout à la face postérieure et au niveau du bas-fond, elles sont horizontales et concentriques. La muqueuse est saine: par toute sa partie antérieure, elle est reliée au pubis par un tissu fibreux qui englobe également la face antérieure et les bords de la prostate qui se trouve ainsi remontée et reportée en avant. Le diamètre longitudinal de la prostate est allongé, ainsi que le bas-fond de la vessie, et l'ouverture des uretères est à plus de 4 centimètres du bord supérieur de la prostate. La symphyse du pubis mesure sur la ligne médiane de 5 à 6 centimètres de hauteur et est ossifiée dans toute son étendue; le canal est extrêmement dévié, et à l'extrémité de la région membraneuse on constate le rétrécissement.

Les deux uretères, très-dilatés, atteignent les dimensions d'un petit intestin grêle; leurs parois sont épaissies.

Les deux bassinets sont aussi très-distendus.

Rein droit. — Les calices et le bassinet occupent pour ainsi dire toute la masse du rein qui n'est plus représenté que par une coque fibreuse; ce n'est qu'aux deux extrémités qu'il reste un peu de substance rénale. La capsule fibreuse est très-adhérente; au-dessous, le tissu rénal est pâle, dur et bosselé.

Rein gauche. — Même aspect. A son extrémité supérieure, petite collection purulente, faisant saillie en dehors, et ne communiquant pas avec le bassinet.

Examen microscopique des reins. — Sur des coupes durcies, on constate une hypertrophie manifeste du tissu conjonctif surtout autour des glomérules et des vaisseaux. Les glomérules sont entourés et resserrés par des couches concentriques conjonctives; plusieurs d'entre eux ont subi la dégénérescence colloïde, quelques tubes sont aussi remplis de substance colloïde; presque tous les tubes ont conservé leur épithélium.

L'hypertrophie conjonctive est dispersée dans toute l'étendue des reins; cependant elle forme en certains endroits des îlots dans lesquels les tubes urinifères font défaut.

Obs. XI. — Hypertrophie de la prostate. Calcul phosphatique. (Pièce n° 34 du musée Civiale.)

Voinot, 75 ans, entré le 24 janvier 1872, salle Saint-Vincent, n° 11. En 1858, premier accès de rétention pour lequel il a dû être sondé pendant plusieurs mois. En 1865, nouvelle rétention sans douleurs excessives. Depuis deux ans il n'urine qu'à l'aide de la sonde. Depuis un an et demi il souffre avec douleurs au méat et au fondement lorsqu'il vient d'uriner. Jamais d'hématurie (en dehors de celle causée par le passage des sondes).

État actuel. — Exploration. La bougie à boule n° 22 ne franchit pas la fosse naviculaire. Le n° 19 franchit toute la longueur du canal avec quelques ressauts. La sonde n° 16 pénètre dans la vessie; celle-ci présente des colonnes nombreuses. On pousse une injection de 150 gr. d'eau tiède et le malade commence à se plaindre vivement; on reconnaît la présence d'une pierre. Pas d'hémorrhagie. Prostate volumineuse assez symétrique.

Les reins ne sont ni douloureux, ni sensibles à la pression. Épididymite subaiguë à droite.

Le malade est maigre et débile; le teint est jaunâtre. Il dit avoir quelquefois la fièvre avec tremblement. La langue est sèche.

L'urine est neutre, légèrement fétide, et laisse déposer au fond du verre conique, environ 2 centimètres de pus. Il conserve environ 80 grammes de cette urine qui ne peut être évacuée que par le cathétérisme. Cette urine au microscope contient du pus glaireux (globules de pus volumineux et très-transparents) avec quelques granulations et noyaux refoulés à la périphérie, et des cristaux de phosphate ammoniaco-magnésien.

Quand on injecte la vessie, le malade ne tolère que jusqu'à 150 gr. de liquide; alors survient une crise de douleurs vives, suivie de l'expulsion violente du liquide injecté.

Du 27 janvier au 2 février, dilatation temporaire du n° 15 jusqu'au n° 21.

Avec le brise-pierre on saisit une pierre de 3 centimètres. Hémorrhagie qui dure vingt-quatre heures.

L'État général, l'âge avancé, l'hypertrophie de la prostate, le volume de la pierre, contre-indiquent l'emploi d'un traitement curatif. M. Guyon se décide à faire un traitement palliatif. Cathétérisme répété plusieurs fois par jour; injections vésicales médicamenteuses, lavements laudanisés.

Ce traitement est fidèlement suivi. La vessie est vidée régulièrement plusieurs fois par jour. Les urines continuent à être purulentes et fétides.

Le malade s'affaiblit de plus en plus, et succombe le 24 octobre.

Autopsie.— Reins.— Présentant tous les deux les altérations de la pyélonéphrite chronique, plus marquée du côté gauche. Le parenchyme rénal est très-atrophié, et présente une coloration jaune grisâtre, inégalement marbrée, alternant avec des îlots où le tissu rénal a conservé à peu près sa coloration normale; la région corticale est réduite à une épaisseur d'environ 1 centimètre; à 5 millimètres dans le rein gauche; à droite l'atrophie est moindre quoique encore accusée. Il existe dans les deux reins quelques kystes dont le contenu séreux ressemble à de l'urine concentrée et à paroi fibreuse, lisse, unie; ces kystes proéminaient à la surface des reins en enlevant la capsule fibreuse; le plus volumineux offrait la grosseur d'une noix. L'atmosphère graisseuse des reins était condensée, et adhérait fortement à l'enveloppe fibreuse; celle-ci était un peu plus adhérente que de coutume au parenchyme rénal, mais s'enlevait encore assez facilement sans déchirure de la couche corticale.

Les bassinets étaient très-dilatés, et remplis d'urine purulente; les uretères, dilatés, avaient le volume du petit doigt.

Vessie. — On constate que le tissu cellulaire sous-péritonéal qui entoure le col et la base de la vessie, est augmenté de volume et de consistance. Au lieu du tissu cellulaire lamelleux qui à l'ordinaire remplit les interstices que laissent entre eux les organes contenus dans le petit bassin, nous trouvons que le rectum, la vessie, la prostate sont englobés dans des amas de tissu graisseux, induré, dans lequel on est obligé de sculpter les organes qu'on désire enlever à coup de couteau. Après ablation, on reconnaît autour du col de la vessie et de la prostate que ce tissu est traversé par des veines volumineuses et nombreuses qui restent béantes à la surface de section.

La vessie est assez volumineuse, remplie d'une urine purulente. Elle contient une pierre phosphatique qui pèse 42 grammes. La muqueuse vésicale est ardoisée, soulevée par des colonnes épaisses qui forment des bourrelets enchevêtrés et qui circonscrivent une dizaine de cellules peu spacieuses. Celles-ci explorées avec un stylet mousse, ont pour la plupart, un orifice assez étroit conduisant dans une cavité relativement assez spacieuse.

Au niveau du trigone, la surface intérieure de la vessie présente quelques particularités à; noter malgré la dilatation considérable des uretères dans leur portion libre, leur embouchure et leur trajet oblique à travers la paroi vésicale présentent leur calibre normal. Mais il existe une hypertrophie assez considérable du bourrelet transversal qui relie ensemble les orifices vésicaux des uretères et qui sépare le trigone du bas-fond de la vessie (muscles des uretères de Sir Charles Bell). Ce bourrelet est saillant et derrière lni existe une dépression assez profonde, où la muqueuse est très-mince et lisse, mais en remontant d'avant en arrière, on trouve à 3 ou 4 centimètres plus haut, des colonnes transversales, assez saillantes, qui circonscrivent circulairement le bas-fond de la vessie.

La *prostate* est très-hypertrophiée dans ses trois lobes; l'hypertrophie s'est produite principalement dans la direction de la cavité vésicale, elle est beaucoup moins considérable si on l'examine par la face rectale.

L'orifice vésical est énormément dilaté. Cet orifice étalé, une fois qn'on a ouvert la vessie et l'urèthre, mesure 7 centimètres 1/2 de circonférence. La portion prostatique de l'urèthre est augmentée dans tous ses diamètres. Nombreuses lacunes prostatiques assez profondes.

Obs. XII. — Rétention d'urine. Phlegmon périnéphrétique. Mort. (Obs. personnelle).

Lanoé, 62 ans, entré le 25 janvier 1878, salle Saint-Vincent n° 12, service de M. Guyon.

Depuis une vingtaine d'années ce malade constate que son jet est un peu moins fort, mais il ne présentait aucun accident.

Depuis longtemps ce malade vidait mal sa vessie, et depuis deux jours il urine goutte à goutte ; c'est la première fois qu'il a eu une rétention complète.

La vessie est très-distendue et inclinée à droite.

La prostate est un peu grosse, principalement le lobe gauche. T. soir, 38,8.

Le 26. *Exploration du canal.* — Le n° 18 est arrêté au bulbe. Le n° 16 passe avec un léger ressaut. (Le malade avait eu une blennorrhagie il y a vingt ans). Cathétérisme matin et soir. La vessie ne se contracte que faiblement. T. matin, 38. Soir, 38.

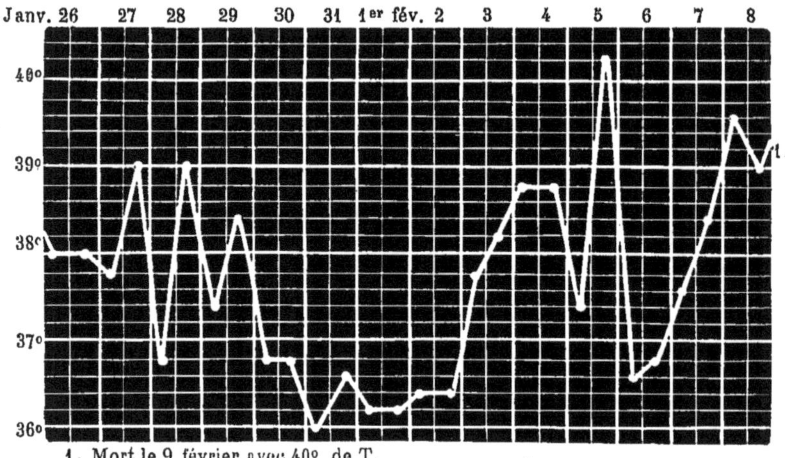

1. Mort le 9 février avec 40° de T.

Le 27. La vessie remonte au-dessus de l'ombilic. Les urines sont claires. Le cathétérisme est fait avec une sonde à béquille de petit calibre et on retire 800 grammes d'urines acides. T. matin, 37,8. Soir, 39.

Le 28. État stationnaire. La vessie ne se vide qu'imparfaitement. T. matin, 36,8. Soir, 39.

Le 29. Bouche acide et sèche. T. matin, 37,4. Soir, 38,4.

Le 30. Le malade a uriné du sang par le cathétérisme. Les urines sont très-abondantes et teintées de sang. T. matin, 36,8. Soir, 36,8.

Le 31 janvier.

Les 1-2 février. Amélioration. Pas de fièvre. Deux cathétérismes par jour. La vessie est vidée régulièrement.

Le 3. La vessie est à moitié pleine. T. matin, 37,8. Soir, 38,2.

Le 4. Le malade est sondé trois fois en vingt-quatre heures. Le malade urine seul dans l'intervalle de ces cathétérismes. On le sonde une heure après qu'il a uriné et on retire 600 grammes d'urines acides et claires. La vessie ne se vide qu'en la comprimant avec la main. T. matin, 38,8. Soir, 38,8.

Le 5. Le soir frisson très-fort. Langue sèche. T. matin, 37,4. Soir, 40,4.

Le 6. Les urines très-abondantes les jours précédents commencent à diminuer de quantité. Le malade est très-abattu ; le pouls est irrégulier. T. matin, 36,6. Soir, 36,8.

Le 7. Langue sèche et acide. Vessie distendue et douloureuse. Frisson à une heure du matin. Urines troubles et peu abondantes. T. mat. 37,6. Soir, 38,4.

Le 8. Urines peu abondantes. T. matin, 39,6. Soir, 39.

Le 10. T. matin, 40. Soir, 40. Mort.

Autopsie. — *Poumons* congestionnés à la base. Pas de tubercules.

Cœur flasque. Pas d'hypertrophie. Pas de lésions valvulaires.

Foie. — Légèrement gras.

Rate. — Normale.

Rein gauche. — L'atmosphère cellulo-adipeuse est considérablement augmentée de volume ; elle est constituée surtout en arrière par un tissu brun noirâtre assez dur à la coupe. Vers le milieu, on trouve un abcès assez volumineux contenant environ deux cueillerées de pus bien lié, épais, en rapport avec le parenchyme du rein.

Le rein est gros et pèse 230 grammes. Sa capsule s'arrache facilement. Toute la périphérie est tapissée d'abcès miliaires, légèrement granuleux. Quelques-uns contiennent du pus, la majorité est remplie d'une matière caséeuse blanche. Les rapports des deux substances sont conservés, mais toutes deux sont criblées d'abcès miliaires. En pressant sur les pyramides, on fait sourdre du pus.

Rein droit. — L'atmosphère cellulo-adipeuse est légèrement hypertrophiée, mais nullement indurée ; pas de pus. 140 grammes.

Prostate. — Légèrement hypertrophiée, principalement le lobe gauche.

Vessie. — Distendue et hypertrophiée. Légers sillons sur la face interne. Quelques légères exulcérations.

Obs. XIII. — Rétention d'urine incomplète avec distension.
Hypertrophie de la prostate. Mort.
(Obs. personnelle.)

Royer, 74 ans, entré le 8 décembre 1877, salle Saint-Vincent nº 12. Service de M. Guyon.

Ce malade se plaint d'avoir depuis trois ou quatre mois de la difficulté pour uriner; il est obligé d'attendre et de pousser au commencement de la miction. Il urine aussi très-fréquemment surtout la nuit; certaines nuits il urine toutes les cinq minutes. Pas d'incontinence.

Il y a quelques jours les difficultés de la miction devinrent plus grandes et il eut une rétention complète. Le malade fut sondé en ville pour la première fois.

A son entrée on constate uue énorme distension du globe vésical qui remonte jusqu'à trois ou quatre travers de doigt au-dessus de l'ombilic. Les urines sont un peu acides.

Exploration. — La prostate est un peu hypertrophiée; le canal est libre, on passe l'explorateur n° 19.

Le 11 décembre. Le malade est sondé avec la sonde béquille; la traversée de la prostate est un peu longue et difficile; il s'écoule environ 750 grammes d'urine assez colorée et acide. La vessie se contracte très-faiblement; on est obligé de presser sur le ballon vésical pour provoquer la sortie de l'urine.

Le 13 décembre. Le malade est sondé tous les matins et tous les soirs. Injections d'acide borique.

Le 25. Amélioration sensible.

Le 5 janvier 1878. Hier le cathétérisme n'a pu être pratiqué; essayé à deux reprises, on a retiré quelques gouttes de sang dans l'œil de la sonde. Ce matin sonde à demeure, urines acides et troubles. Diarrhée.

Thé au rhum. Sulfate de quinine 1 gramme.

Dans la nuit frisson. T. 39,5. Mort à 11 heures.

Autopsie. — Le canal de l'urèthre est sain.

Les deux lobes latéraux de la prostate sont très hypertrophiés. Le lobe moyen, aussi hypertrophié, fait une saillie très-appréciable à l'entrée de la vessie. Dans la cavité prostatique on constate une légère ecchymose mais pas d'ulcérations ni de fausses routes.

La vessie est très-distendue, le bas-fond est très-appréciable. La couche musculaire est hypertrophiée et on constate, principalement au niveau du bas-fond, la présence de nombreuses saillies horizontales pour la plupart, reliées les unes aux autres par de minces cordages verticaux, et limitant de petites loges pouvant à peine contenir un pois.

La muqueuse paraît saine.

Les uretères sont légèrement dilatés; les bassinets sont dilatés; un peu de pyélite.

La substance rénale paraît saine.

OBS. XIV. — Hypertrophie de la prostate. Rétention d'urine. Parotidite. Mort. (Observation due à M. Doléris, interne des hôpitaux.

Froment, 80 ans, entré à l'hôpital de Bicêtre, le 4 février 1876. Service de M. Bouchard.

Depuis cinq semaines, le malade a une soif insatiable. La langue est sèche. Pas de fièvre. Etat général satisfaisant. Depuis quatre jours, le malade s'aperçoit qu'il urine peu et avec difficulté.

La vessie est énormément distendue et remonte plus haut que l'ombilic. On vide la vessie et on retire deux bassins pleins d'urine et quatre urinoirs (11 heures du matin).

A trois heures la vessie est tout aussi distendue et douloureuse. Langue sèche, soif vive. Pas de constipation. Pas de fièvre.

Le lendemain, on retire trois litres environ d'urine, le soir, le malade urine un peu seul. Dans la nuit, il rend environ trois litres d'urine fortement colorée en rouge.

Le 8 février. L'urine est encore colorée en rouge. La miction est peu douloureuse, et la vessie remonte à l'ombilic. Diarrhée abondante depuis six heures du matin. T. 38°6.

Le 9. Langue très-sèche, fendillée, enduit noirâtre, vessie à l'ombilic; le malade urine toujours par regorgement. L'état général est assez bon; la diarrhée a cessé.

Le 10. Le malade a uriné seul dans la nuit. T. normale.

Le 11. Même état, urine un peu plus claire. Pas de sucre ni d'albumine.

Jusqu'au 16 le malade urine toujours par regorgement. La température reste à 38°5.

Le 16. Albumine dans l'urine. Un peu de pus.

Le 17. Encore de l'albumine. Urine alcaline. Il pisse toujours de 4 à 5 litres par jour. La vessie devient de plus en plus douloureuse; la douleur remonte jusque dans les hypochondres. L'état général est mauvais. Alternatives de diarrhée et de constipation. Tendance au sommeil.

Le 22. Urines fétides; les dernières gouttes sont du pus. Injection dans la vessie d'acide salicylique.

Le 23, 24, 25. Même état.

Le 26. Excitation cérébrale; délire. Diarrhée très-abondante. Le malade boit beaucoup; sa langue est toujours sèche et grillée.

Le 27, 28. Hallucinations. Etat général identique. Diarrhée. Pupilles dilatées. Pas d'œdème.

Le 29. Le délire maniaque augmente.

Le 1er mars Pouls irrégulier. Pisse toujours par regorgement, urines albumineuses.

Le 3. Difficultés plus grandes pour le cathétérisme. T. 38°4. Pouls lent, fort, irrégulier. Le malade est inquiet, et tient des propos incohérents. Diarrhée.

Le 4. Diminution de la diarrhée.

Le 5. Légère perte de la mémoire.

Le 6. La nuit il a éprouvé une violente douleur à l'angle de la mâchoire. Le matin, la parotide gauche est tuméfiée, dure, douloureuse. En comprimant le conduit de Sténon, on fait sourdre à l'orifice muqueux, une gouttelette de pus. Fièvre, visage vultueux. Le malade urine toujours avec la sonde à demeure.

Le 7. La fièvre tombe le matin. La parotide est beaucoup plus volumineuse et très-douloureuse. Le soir, oppression, frissons, râles plein la poitrine. Le malade est affaissé, ses réponses sont pénibles.

Le 8. La parotide est encore plus grosse. Pas de fluctuation. Respiration stertoreuse. Langue sèche, constipation absolue.

Le 9. Le malade ne parle plus. T.39°2. Mort à cinq heures.

Autopsie. = *Vessie* distendue contenant 500 à 600 grammes d'urine trouble.

La surface interne est de couleur rouge violacée. Colonnes et cellules très-profondes, de formes variées. La surface du trigône est surtout altérée; elle est le siége d'arborisations vasculaires; au niveau des cellules, la muqueuse est à peine recouverte de quelques fibres musculeuses.

Le lobe gauche et le lobe moyen de la prostate sont énormément hypertrophiés.

Uretères dilatés, épaissis, enflammés, à parois friables ; le tissu cellulaire qui les entoure, est le siége d'une infiltration sanguine.

Les reins sont revêtus d'une atmosphère graisseuse fort dense et fort épaisse, adhérente à la capsule. La surface est parsemée de petits kystes purulents de la grosseur d'un gros grain de mil, colorés en jaune, contenant du pus crêmeux.

A la coupe, on constate une diminution de la substance corticale qui est anémiée et atrophiée. Les abcès sont entourés d'une zone de congestion, ainsi que le sommet des pyramides.

Cœur. Petit, gras, aorte athéromateuse.

La veine iliaque primitive droite renferme un vieux caillot qui se prolonge dans toutes ses ramifications. Cette oblitération est due à la compression de la veine par la vessie distendue et déviée à droite.

Poumons. — Congestionnés surtout aux bases.

Parotide. — Très-augmentée de volume, congestionnée ; les lobules glandulaires contiennent tous du pus franc. A la coupe le tissu est dense, friable, et ressemble à un poumon atteint de granulie. Pas de kyste purulent collecté. Le canal de Sténon contient du pus.

Estomac. Intestin. — Sains, le gros intestin contient des matières marronnées très-dures, grisâtres.

Obs. XV. — Rétrécissement. Evacuation incompléte de l'urine. Uréthrotomie. Guérison. (Obs. personnelle.)

Steckel, 46 ans, entré le 14 mars 1878, service de M. Guyon, salle Saint-Vincent, n° 27.

Blennorrhagie il y a deux ans, ayant duré huit mois. Depuis la miction est difficile.

Il y a un an, M. Guyon a reconnu un rétrécissement, le malade est venu trois fois à l'hôpital; on lui a passé à trois reprises des bougies; mais le malade n'est plus venu se faire dilater.

Le 19. On passe une petite bougie à demeure. Elle n'est pas supportée. Le malade a des accès légers de fièvre. Il ne vide pas complétement sa vessie.

Le 22 au 30. A plusieurs reprises, on essaie de placer une petite bougie à demeure ; le malade vide mal sa vessie, la bougie n'est pas bien supportée. Accès de fièvre le soir.

Le 30. Uréthrotomie interne.

Le 1er et 2 avril. Légers accès de fièvre.

Le 3. La fièvre est tombée.

Le 18. On commence la dilatation. Plus de fièvre.

Le 30. Sorti complétement guéri, vidant bien sa vessie et n'ayant plus eu aucun accès fébrile.

Pendant le séjour du malade à l'hôpital, la température a subi les oscillations suivantes :

23	mars	Matin	37°	Soir	37°8	31	mars	Matin	37°2	Soir	38°
24	—	—	37.4	—	39.	1er	avril	—	36.8	—	38.4
25	—	—	38.	—	39.	2	—	—	36.4	—	37.
26	—	—	36.8	—	38.8	3	—	—	36.2	—	36.6
27	—	—	37.2	—	38.6	4	—	—	36.4	—	37.
28	—	—	36.6	—	38.	5	—	—	36.4	—	37.
29	—	—	36.4	—	37.4	6	—	—	36.4	—	36.6
30	—	—	36.4	—	38.8	7	—	—	36.2	—	36.4

L'uréthrotomie interne a été faite le 31 mars. La fièvre a persisté quelques jours avec son caractère rémittent; et est tombée, dès que le cours normal des urines a été rétabli.

Obs. XVI. — Rétrécissement très-étroit. Légère rétention incomplète d'urine. Rupture de l'urèthre derrière le rétrécissement. Par M. Lebec, interne des hôpitaux.

X.... Entré le 14 décembre 1878, salle Saint-Vincent, 18, service de M. Guyon.

C'est un homme de 54 ans, vigoureux, nullement cachectique. Il a eu de nombreuses blennorrhagies dans sa jeunesse, notamment une qui a duré deux ans.

Depuis quelques mois, il éprouve de la peine à uriner, et le jet est devenu de moins en moins gros. Actuellement, les envies sont fréquentes, et il met un quart d'heure à pisser.

L'urine est trouble, purulente, et ne contient pas de sang. L'état général est bon, pas de fièvre.

Exploration le 14. — La boule n° 17 est arrêtée au milieu de la verge ; le n° 13, à la racine des bourses, le 7 au bulbe. Une bougie collodionée s'engage un peu dans le rétrécissement mais ne peut le franchir. Le malade ne peut la supporter et l'enlève.

Pendant la journée, le malade est pris de violentes envies d'uriner, et fait des efforts inouis pour vider une partie de sa vessie. Le soir, nouveaux besoins accompagnés d'efforts considérables.

Vers deux heures du matin, l'interne de garde est appelé, et trouve le malade dans un état comateux grave. Le pouls est petit, la face cyanosée, insensibilité complète, respiration presque stertoreuse.

La verge est très-tuméfiée. Mort à trois heures et demie.

Autopsie. — *Verge* un peu tuméfiée.

Cœur. Poumons. Plèvres. — Sains.

Reins. — Capsule adipeuse plus épaisse qu'à l'état normal. Reins un peu rétractés, surface légèrement granuleuse, quelques petits kystes. Dans le rein gauche, abcès de la grosseur d'une noisette.

Bassinets injectés. uretères un peu dilatés.

Vessie. — Pas très-distendue. Parois épaisses de près d'un centimètre et demi. Hypertrophie notable de la musculeuse. Les parois musculaires forment un lacis dont les bandes sont un peu plus fortement accusées qu'à l'état normal ; mais on ne peut pas dire que ce soit un exemple de vessie à colonnes, car les saillies ne sont pas assez fortes. On ne trouve pas de bande musculaire allant d'un uretère à l'autre. La muqueuse est rouge, injectée dans toute son étendue.

Urèthre. — La région prostatique est très-élargie. La muqueuse offre à ce niveau, une série de lacunes profondes qui ne vont pas jusqu'à perforer les parois.

La région spongieuse est le siége de plusieurs rétrécissements ; au bulbe, on ne passe qu'avec un stylet de trousse. En arrière de ce rétrécissement, existe la perforation, longue de 1 centimètre et demi, large de 5 millim.; elle est profonde et pénètre directement dans le tissu veineux du corps caverneux.

Obs. XVII. — Rétrécissements multiples difficiles à franchir. Guérison. (Thèse d'Édouard Martin, 1875.)

M..., 31, ans, entré le 27 novembre 1874, salle Saint-Vincent, n° 2. Première blennorrhagie en 1862. Gêne de la miction depuis dix ans ; depuis deux ans le malade urine goutte à goutte et est sujet à des rétentions, déterminées surtout par des excès de boissons, et durant vingt-quatre heures. Depuis trois mois, douleurs rénales, et muco-pus dans les urines, frisson et fièvre le soir.

Le 6 décembre. Le n° 18 est arrêté en arrière du scrotum ; de même pour les n°s 12 et 8. Une bougie fine s'engage dans le rétrécissement mais sans pouvoir le franchir. Etat général médiocre. Fièvre le soir. Pendant le mois de décembre, tentatives répétées pour faire pénétrer dans la vessie une petite bougie en gomme, après avoir laissé la bougie en cire au-devant du rétrécissement.

Le 2 janvier. Nouvel essai infructueux.

Le 3. Fièvre, frissons. T. 39°6. Douleur au niveau de la région prostatique. Sulfate de quinine. Thé au rhum.

Le 5. La fièvre a cédé.

Le 6. Nouvelles tentatives infructueuses.

Le 7. Nouvel essai. Le soir, la région rénale est douloureuse des deux côtés. T. 38°.

Le 8. Prostate volumineuse et dure. T. 38°.

Le 9 au 19. Tentatives infructueuses.

Le 20. Le malade urine souvent et vide mal sa vessie.

Le 24. La vessie est un peu distendue ; fièvre et sueur la nuit. Après avoir laissé la bougie une demi-heure contre la partie antérieure du rétrécissement, on franchit avec une bougie n° 3 collodionée. On la laisse à demeure.

Le 25. La fièvre est tombée, la vessie est presque entièrement vide, le malade a uriné le long de sa bougie à demeure. Dépôt de musco-pus de moyenne abondance dans les urines.

Le 29. Uréthrotomie interne ; immédiatement après l'opération, le malade rend 700 gr. d'urines.

Le 30. On enlève la sonde, pas de fièvre ni de frisson. T. 37°5.

Le 31. Pas de fièvre, le malade urine facilement sans douleurs et abondamment.

Le 12 février. On commence la dilatation.

Le 25. Le malade quitte l'hôpital guéri. Il a engraissé, son état général s'est amélioré.

Obs. XVIII. — Plaie de l'urèthre par balle. Section de l'urèthre. Rétrécissement traumatique. Uréthrotomie externe. Mort. (Pièce du musée Civiale, n° 69.

B..., 30 ans, entré le 6 décembre 1873, salle Saint-Vincent, n° 12. Pas de blennorrhagie antérieure. Le malade a été blessé le 2 décembre 1870 par une balle prussienne. L'ouverture d'entrée siége au niveau de la partie interne de la fesse gauche, l'ouverture de sortie sur le côté droit de la verge. Aussitôt après la blessure, le malade a uriné par la fesse, puis trois semaines plus tard, par l'orifice antérieur. Pendant 1871 miction à petit jet, et tentatives infructueuses de cathétérisme. En décembre 1871, abcès urineux ouvert spontanément sur les côtés du scrotum, et il est resté une fistule. Depuis cinq mois le malade n'urine plus que goutte à goutte et il sort davantage d'urine par la fistule que par le canal.

Le 6 décembre. État général mauvais ; bouche pâteuse, salive épaisse, pas d'appétit, constipation, chairs flasques. Un peu de douleur à la région rénale droite. La vessie distendue remonte presque jusqu'à l'ombilic. Trajet fistuleux en arrière du scrotum, s'ouvrant au fond d'une dépression en cul de poule. L'urèthre est épaissi depuis la racine de la verge jusqu'au scrotum. Tous les explorateurs s'arrêtent au niveau du scrotum, près du point d'insertion du trajet fistuleux sur l'urèthre. Tentatives infructueuses de franchir le rétrécissement.

Le 12. Bougie en cire au devant du rétrécissement. Essai infructueux de franchir avec des bougies.

Du 13 au 20. Toujours essais infructueux. Depuis quelques jours le malade a des nausées, de vomissements alimentaires et bilieux, le teint pâle, mat. La vessie est très-distendue.

Le 22. Tentative infructueuse. Vomissements ; pas de fièvre.

Le 23. Vomissements. La vessie se vide incomplétement.

Le 24. Uréthrotomie externe sans conducteur ; il est impossible de trouver le bout postérieur, et après une heure et demie de tentatives infructueuses on replace le malade sur son lit.

Le soir la vessie est fortement distendue. Vomissements dans la journée ; un peu plus tard il s'écoule une assez grande quantité d'urine par la plaie. T. 38,4.

Le 25. La vessie est vide. T. 38,6. Soir 39,5.

Le 26. L'urine s'écoule partie par la verge, partie par la plaie. T. 39,6.

Le 27. Langue blanche. T. 39. Le soir la vessie est à demi-pleine.

Le 28. Vessie vide. Le soir vessie à demi-pleine. T. 40°.

Le 30. Vessie à demi-pleine. T. mat., 38,6 ; soir, 39,2.

Le 31. Pas de vomissements. T. 38,4. Le soir les vomissements reparaissent. T. 39.

Le 2 janvier 1874. Vomissements, bouche amère.

Le 4. Vomissements, fièvre vive tous les soirs. Tentatives inutiles pour pénétrer dans l'orifice postérieur.

Le 8. Plus de vomissements depuis deux jours. Anémie.

Le 10. Toujours fièvre le soir.

Le 24. Le malade maigrit et perd ses forces. Frissons, diarrhée fétide, langue sèche, noire.

Le 3 mars. Mort.

Autopsie. — *Poumons, cœur.* — Sains.

Intestin grêle. — Ratatiné, muqueuse injectée par places.

Gros intestin. — La muqueuse est épaissie, friable, hyperémiée ardoisée par places ; l'iliaque et le rectum présentent une grande quantité d'ulcérations.

Vessie. — Les parois musculeuses de la vessie sont hypertrophiées ; elle est remplie d'urine purulente et fétide.

Prostate. — Volumineuse ; l'hypertrophie porte surtout sur la partie qui est en avant du canal ; les deux lobes latéraux sont transformés en deux poches purulentes, qui se vident dans l'urèthre par la pression. La balle a complètement sectionné l'urèthre au niveau du ligament suspenseur. L'obstruction de l'urèthre est complète.

Les uretères sont très-dilatés et admettent une bougie n° 15.

Les reins ne sont pas augmentés de volume. Bassinet et calices dilatés ; la membrane qui les recouvre est ardoisée. A la coupe la substance corticale est pâle, farcie de petits abcès du volume d'un grain de chènevis à celui d'un pois. Ces abcès font pour la plupart saillie à la surface de l'organe et sont ramollis à divers degrés.

Obs. XIX. — Néoplasme de la vessie. Pyélo-néphrite. Rétention incomplète d'urine. Polyurie. Troubles digestifs.
(Observ. personnelle)

Jouan (Emile), maçon, âgé de 44 ans, entré à l'hôpital Necker le 6 mars 1878, salle Saint-Vincent, n° 25.

Ce malade il y a cinq ans a été pris d'envies fréquentes d'uriner, sans cause appréciable ; ces mictions étaient aussi fréquentes la nuit que le jour, et ne cédaient pas par le repos. Pendant quatre ou cinq mois, il a eu des hématuries ; le sang venait mélangé à l'urine pendant toute la miction. Depuis cette époque, les envies fréquentes ont persisté jusqu'à son entrée à l'hôpital, et actuellement il urine environ 8 fois par nuit.

En même temps que ces troubles urinaires, le malade a eu des troubles digestifs très-accusés. Depuis plusieurs années l'appétit a considérablement diminué ; la bouche est sèche, le malade est sujet à des éructations gazeuses fréquentes ; il a souvent des nausées ; parfois des vomissements alimentaires et bilieux ; ces vomissements même ont paru pendant un certain temps occuper une place importante dans l'histoire de ce malade, car il est entré à la Maison de santé, se croyant atteint d'une affection de l'estomac.

Il a été sondé il y a quatre mois, et s'est sondé lui-même à plusieurs reprises. Il n'urine plus de sang.

Actuellement. — L'état général ne paraît pas très-bon ; le malade a un peu maigri ; les chairs sont flasques, tremblotantes, la teinte est un peu jaunâtre, la figure paraît légèrement bouffie, pas d'œdème périmalléolaire.

Le malade se plaint de douleurs légères à la région lombaire ; ces douleurs sont un peu exagérées par la pression.

Le canal de l'urèthre est libre ; le malade n'a eu qu'une blennorrhagie à l'âge de 20 ans. Par le toucher rectal, on constate que la prostate est un peu plus épaisse à gauche qu'à droite, mais elle ne présente pas de bosselures ; les vésicules séminales sont intactes.

La vessie se vide incomplétement ; on sonde le malade avec une sonde à béquille ; le premier jet d'urine est fortement troublé par le pus ; puis les urines coulent un peu plus claires, et à la fin de l'évacuation on trouve de nouveau une grande quantité de pus ; on retire ainsi 250 grammes d'urine ; les dernières contractions vésicales sont douloureuses.

Lorsque la vessie est vide on combine le toucher rectal à la palpation abdominale, et on constate ainsi un épaississement notable de la vessie surtout à gauche.

Les urines sont faiblement alcalines.

L'appareil digestif ne fonctionne pas bien ; la bouche est sèche ; la salive est peu abondante ; mais elle n'est pas acide. Pas de vomissements, mais douleur à l'épigastre. Constipation opiniâtre

Le 8 mars. L'urine ne renferme que l'albumine correspondant au pus. Dans la nuit le malade a uriné 1 litre 1/2. Viande crue 125 gr. Lait.

Le 9. Le malade a uriné 2 litres 1/4 dans les vingt-quatre heures. La langue est sèche, collante.

On sonde le malade ; le premier jet est purulent; puis l'urine est plus claire, vers la fin de la miction il y a un peu de sang.

Le 11. Les urines sont toujours purulentes. La langue est bonne ; le teint est moins jaune.

Le 12. Le malade a uriné trois litres. On vide la vessie, beaucoup de pus dans l'urine surtout dans le premier jet; la fin de la miction est très-douloureuse on ne ramène pas de sang, seulement un peu de pus.

Le 13. Légère amélioration.

Le 14. Douleurs vésicales plus marquées ; le malade peut uriner un peu sans sonde, mais ce n'est qu'au prix de douleurs très-vives; les mictions sont toujours très-fréquentes, et à chaque fois il ne rend qu'une faible quantité d'urine.

Le 15. Le malade constipé jusqu'à cette époque, a de la diarrhée ce matin.

Eau de chaux. Potion avec 10 grammes de bismuth et 20 gouttes de laudanum. Cathétérisme.

Le 16. Diarrhée persistante. Depuis l'établissement de la diarrhée, le cathétérisme est moins douloureux, et le malade urine seul plus facilement.

Le 18. Le malade a vomi ce matin un liquide glaireux. L'urine est très-abondante, mais le cathétérisme est plus facile.

Le 19. Le malade a rendu 3 litres 1/4 d'urine. La diarrhée persiste, mais un peu moins abondante.

Le 21. 2 litres 1/2 litres d'urine en vingt-quatre heures.

Le 23. Peu d'appétit, peu de vomissements, la diarrhée persiste.

Le 25. Le malade a eu des nausées, puis un frisson. Le matin on constate à droite un point de pleurésie sèche. Vomissements bilieux. Diarrhée. Traitement. Thé avec du rhum.

Le 26. Vomissements bilieux. Potion de Rivière.

Le 27. Vomissements. Les mictions sont beaucoup plus faciles, le malade urine sans sonde.

Le 28. Les vomissements ont cessé, mais le malade a encore plusieurs selles liquides chaque jour.

L'amélioration se continue, les urines sont encore purulentes, mais moins qu'à l'entrée du malade.

Du 1er au 15 avril ; l'état reste stationnaire, c'est-à-dire il persiste un peu de diarrhée, mais les mictions sont faciles.

Eau albumineuse ; tannin, lait.

Le 18. Le malade amélioré demande à sortir.

Les urines ont été examinées deux fois au microscope.

Le 10 et le 17. Elles sont troubles, laiteuses. On y trouve des globules blancs en grande quantité ; les uns sont normaux, d'autres gonflés, d'autres déformés et granuleux ; nombreuses cellules vésicales;

les unes sont dégénérées et déformées, à bords déchiquetés; quelques autres sont normales.

Obs. XX. — Rétention incomplète. — Dyspepsie grave, par M. le Dr Hérard, médecin de l'Hôtel-Dieu (*In Union médicale,* 15 mars 1877).

M. D..., âgé de 73 ans, commença à se plaindre vers la fin de l'année 1875, d'un dégoût prononcé pour les aliments, dégout allant chaque jour en augmentant et devenant bientôt insupportable. Des vomissements ne tardèrent pas à se montrer. Ces vomissements étaient alimentaires, quelquefois simplement glaireux ou bilieux, mais ils ne contenaient ni sang, ni matières noirâtres. Le malade avait notablement pâli et maigri. La constipation était habituelle. On ne constatait aucune lésion appréciable de l'estomac, de l'intestin, du foie ou de la rate. Les urines, quelquefois un peu louches, ne renfermaient ni sucre, ni albumine; la miction s'accomplissait bien; elle était seulement un peu plus fréquente que par le passé et, de temps en temps, on remarquait de courtes interruptions dans le jet de l'urine. Il n'y avait, du reste, ni fièvre, ni frissons.

Au mois de février 1876, M. D... rendit par l'anus des caillots de sang noirâtres, volumineux; mais il est bon de noter que semblable hémorrhagie avait eu lieu autrefois, ce qui en diminuait la valeur. Le toucher rectal ne révélait d'ailleurs ni hémorrhoïdes ni tumeur autre qu'un développement de la prostate en rapport avec l'âge du malade.

Au mois d'avril, les troubles digestifs continuant, de nouvelles pertes sanguines se manifestèrent, et le médecin qui lui donna des soins constata, paraît-il, à la région hypogastrique, une tumeur qui alla graduellement en augmentant de volume et de dureté.

Le sang apparut de nouveau dans les garde-robes, et on reconnut à l'hypogastre une tumeur remontant jusqu'à l'ombilic et formant une masse dure, arrondie, mate, non douloureuse. Les urines examinées ne présentaient rien de particulier; elles étaient abondantes, quelquefois un peu louches, mais sans dépôt appréciable.

C'est vers cette époque (24 octobre 1876) que je vis le malade. Je le trouvai très-pâle, très-affaibli. Le lait seul était supporté, et encore provoquait-il de temps en temps des nausées et des vomissements. En palpant l'abdomen, je n'eus pas de peine à constater, au-dessus du pubis, une tumeur volumineuse, arrondie, mate à la percussion. Son siége, sa forme globuleuse, sa rénitence particulière ne me laissèrent aucun doute sur sa nature. Quoique la miction semblât s'accomplir normalement, je considérai cette tumeur comme formée par une accumulation d'urine dans la vessie, et je rejetai absolument toute autre hypothèse, notamment celle d'une affection organique, à laquelle l'état général du malade et les hémorrhagies rectales pouvaient faire songer.

Le cathétérisme, pratiqué séance tenante, donna issue à une grande quantité d'urine qui, malgré son séjour prolongé dans la vessie, n'avait subi aucune altération apparente. La région hypogastrique devint immédiatement souple. La tumeur avait disparu.

Le traitement fut institué d'après ces nouvelles indications.

Malheureusement le cathétérisme, souvent difficile à cause de l'hypertrophie de la prostate, provoquait des douleurs, des contractions spasmodiques et un état nerveux mal supporté par le malade, considérablement affaibli.

Bientôt une cystite se déclara ; les urines devinrent muco-purulentes et furent excrétées avec douleur. Le pus et l'odeur ammoniacale augmentèrent. L'état général s'altéra de plus en plus, et le malade, miné par les souffrances et l'insuffisance de l'alimentation, succomba le 13 décembre 1876.

Obs. XXI. — Rétention incomplète. — Troubles dyspeptiques, par le Dr Dubuc, ancien interne des hôpitaux (*In Union médicale*, 12 avril 1877).

M..., âgé de 59 ans, me fut adressé le 18 avril 1876. Ce monsieur, jusque-là bien portant, avait considérablement maigri depuis quelques mois.

Il y a un an, il avait commencé à éprouver de la lenteur dans l'émission de l'urine, sans besoins fréquents, pas plus la nuit que le jour.

Au commencement de janvier 1876, des symptômes nouveaux s'étaient ajoutés aux précédents; le malade fut tourmenté, à partir de ce moment, par une *sécheresse extrême de la bouche et du pharynx* qui, depuis lors, alla toujours en augmentant; il s'y joignit de la perte de l'appétit, du dégoût pour les aliments et surtout une difficulté de plus en plus marquée à avaler les aliments solides, tels que le pain et la viande; l'amaigrissement fit des progrès rapides ainsi que la perte des forces; il fut obligé de renoncer à toute occupation active.

Le ventre avait pris du développement dans la région hypogastrique, et le malade y éprouvait de la gêne, de la plénitude.

Dix ou douze jours avant de venir à Paris, il était allé consulter un médecin très-distingué de Rouen, qui avait diagnostiqué une hypertrophie de la prostate avec dilatation considérable de la vessie et *hydronéphrose*; il avait conseillé le cathétérisme évacuateur deux fois par jour, et, en outre, de l'iodure de potassium et des toniques.

Le cathétérisme, pratiqué régulièrement matin et soir, et amenant chaque fois *un litre* d'urine claire, n'avait encore produit aucune amélioration notable, lorsque le malade me fut adressé; mais, considération importante au point de vue du pronostic, il n'avait provoqué aucune complication de cystonéphrite.

L'amaigrissement était très-prononcé; il y avait perte de forces; la muqueuse bucco-pharyngienne présentait *un degré de sécheresse extrême*, à tel point que le malade en était gêné pour parler; la réaction de la salive était acide.

Outre son état de sécheresee. la langue était noire sur le milieu. La soif était prononcée; il existait de la constipation.

Le malade avait vomi auparavant, à trois ou quatre reprises différentes; mais les envies de vomir avaient cessé; enfin il commençait à pouvoir avaler une très-petite quantité de viande, chose qui lui avait été impossible pendant la période précédente.

La prostate était lisse, uniformément hypertrophiée et présentant le volume d'une petite orange. Avec une bougie à boule nº 18, je constatai que l'urèthre était libre, sauf dans la région prostatique, où il existait un léger obstacle qui n'empêchait pas toutefois l'explorateur de pénétrer assez facilement dans la vessie.

Je fis uriner le malade devant moi; l'action d'uriner provoqua le besoin d'aller à la garde-robe; le jet était sans force et s'arrêta après avoir fourni une quantité insignifiante d'urine.

J'introduisis immédiatement une sonde droite, à bout olivaire, qui pénétra sans difficulté dans la vessie et donna issue à une quantité d'urine que j'estimai être de trois quarts de litre; l'urine était chassée avec force par la sonde. Elle était claire, un peu moins colorée qu'à l'état normal.

Le malade me dit que, depuis qu'il était souffrant, il rendait au moins *trois litres* dans les vingt-quatre heures, de cette urine plus pâle. La palpation, pratiquée avec soin au niveau des reins, n'y déterminait aucune douleur et n'y révélait aucun empâtement. L'hydronéphrose constatée à Rouen quelques jours auparavant. avant l'intervention du cathétérisme avait disparu.

L'urine était acide et ne renfermait ni sucre, ni albumine. Je recommandai au malade de se sonder trois fois dans les vingt-quatre heures; je l'engageai à se gargariser fréquemment avec l'eau de Vichy, autant pour s'humecter la bouche que pour en faire disparaître l'acidité; à couper son vin, au repas, avec de l'eau de Vals (Saint-Jean) et enfin à faire usage, deux ou trois fois la semaine, d'une petite quantité d'eau de Friedrichsall pour entretenir la liberté du ventre. Je portai un pronostic favorable.

Deux jours après, le 20 avril, le malade vint me revoir avant de quitter Paris. Il avait provoqué le cathétérisme trois fois par jour, la langue commençait à se nettoyer et l'appétit revenait.

Un mois après, il avait recouvré l'embonpoint, les forces et la plénitude de la santé.

Obs. XXII. — Dyspepsie grave produite par la rétention incomplète de l'urine (Obs. de M. le Dr Herard. In Union médicale, 15 mars 1877).

J'ai été appelé en consultation avec M. Peter, par M. P..., comme symptôme dominant presque unique, M. P... accusait une soif vive, avec sécheresse insupportable de la bouche. L'appétit était nul, et la digestion des rares aliments liquides ingérés était devenue fort difficile. Il en était résulté une perte considérable des forces, un amaigrissement prononcé, en un mot, un dépérissement qui faisait redouter une fin prochaine. Les urines analysées à plusieurs reprises, ne contenaient ni sucre ni albumine.

Après avoir attentivement examiné le malade, et minutieusement interrogé l'appareil digestif, qui paraissait plus particulièrement en cause, nous demandâmes à M. P... s'il urinait bien. Il nous répondit affirmativement, et, en effet, on nous présenta une urine tout à fait normale, claire, abondante, rendue sans la moindre douleur. Nous ne nous contentâmes pas de ce renseignement, et nous voulûmes nous assurer par nous-mêmes de l'état des voies urinaires. L'exploration de la région hypogastrique nous permit de reconnaître immédiatement la présence d'une tumeur volumineuse, rénitente, mate à la percussion, dont le siége évident était la vessie, fortement distendue par l'urine accumulée.

Sur notre demande, M. Félix Guyon nous fut adjoint, et le savant chirurgien de l'hôpital Necker constata que cette rétention incomplète de l'urine était la conséquence d'une hypertrophie prostatique développée lentement.

Comme nous, il attribua à cette cause les accidents dyspeptiques, la sécheresse de la muqueuse bucco-pharyngée et la soif vive accusée par le malade. Il voulut bien se charger du traitement chirurgical, qui fut commencé avec une extrême prudence et continué avec les plus grandes précautions. Le cathétérisme, au début, fut pratiqué à de longs intervalles et à l'aide de sondes d'un petit calibre dans le but d'obtenir la tolérance du canal et le retrait graduel de la vessie. Peu à peu, l'organe revint sur lui-même, et ses parois recouvrèrent leur contractilité perdue. En même temps, la soif, le dégoût des aliments, la dyspepsie, diminuèrent de jour en jour, et finirent par disparaître complétement. Aujourd'hui, M. P... jouit d'une santé parfaite. Il mange, digère, ne se plaint plus, de la soif, il a repris son embonpoint primitif, retrouvé ses forces et son activité. Il ne lui reste plus, vu la persistance de l'hypertrophie prostatique, que la pénible nécessité de se sonder lui-même quatre ou cinq fois dans les vingt-quatre heures.

Obs. XXIII. — Rétention incomplète. — Accidents dyspeptiques, par le Dr Fourrier (de Compiègne). (In Union méd., 1877, n° 16.)

C..., 59 ans, d'une très-bonne santé habituelle, a maigri depuis le commencement de 1870; il n'a plus d'appétit; l'estomac est ballonné après les repas, il a de la constipation et une soif intense, la langue est sale et les urines sont abondantes.

Au mois de juin 1870; le malade présente les symptômes précédents plus accusés; depuis deux ans, le malade a remarqué qu'il grossissait du ventre. A la percussion on constate une matité qui remonte au-dessus de l'ombilic. Le malade urine beaucoup le jour et la nuit. Il refusa le cathétérisme. L'urine ne contenait ni sucre, ni albumine.

Huit jours après, les accidents ayant augmenté, je fis le cathétérisme après des difficultés assez grandes, et j'évacuai 5 litres de liquide. Le toucher rectal fit reconnaître une hypertrophie considérable du lobe moyen de la prostate qui faisait une saillie considérable dans la vessie.

Pendant quinze jours, je passai des sondes de plus en plus grosses, et, pour faire sortir l'urine complétement, il fallait exercer des pressions continues sur les parois de l'abdomen.

Dès le lendemain du premier cathétérisme le malade s'était trouvé beaucoup mieux, et au bout de quelques jours l'appétit revenait. Après un mois de traitement le malade avait repris l'embonpoint. Il a appris à se sonder, et depuis cette époque la santé générale est excellente, les accidents dyspeptiques ont cédé, mais la vessie est restée inerte.

Obs. XXIV. Cystite chronique. —Fongosités de la prostate. (Pièce du Musée Civiale, n° 72.)

Paturel, 51 ans, entré le 27 août 1874.

Le malade est transporté à l'hôpital Necker dans un état de marasme qui ne lui permit que de survivre 36 heures.

Depuis deux ans il éprouvait une difficulté croissante dans la miction, urinait fréquemment nuit et jour, et rendait parfois en finissant une certaine quantité de sang.

Le malade est pâle, maigre, nullement œdématié.

La langue est sèche, fuligineuse; l'appétit nul, la soif vive. Depuis quelques jours, diarrhée abondante. La voix est affaiblie, l'abattement assez grand, le pouls faible.

La vessie ne paraît pas remonter au-dessus du pubis, mais la palpation de la région hypogastrique est douloureuse.

Il urine fréquemment, en petite quantité à la fois, et n'a pas d'incontinence.

Le 28. Les explorateurs franchissent le canal avec facilité sans donner de sang.

On pénètre facilement dans la vessie avec une sonde béquille : il sort d'abord une certaine quantité d'urine trouble, puis tout à coup le liquide change de nature, un flot d'urine sanglante est rejeté par la sonde.

Le 29. Mort à sept heures du matin.

Autopsie. — Poumon, cœur, foie, rate, sains.

Reins, sans altération notable, seulement un peu volumineux et congestionnés.

Les organes du petit bassin sont accolés. Le rectum, l'S iliaque, la portion du péritoine qui recouvre la vessie, les anses de l'intestin grêle qui descendent dans le cul-de-sac recto-vésical ne forment qu'une seule masse. On peut cependant décoller ces organes par la traction, bien que les adhérences qui les retiennent soient assez solides et ne paraissent pas de date très-récente. La phlegmasie péritonéale ne remonte pas au delà de l'excavation pelvienne.

En cherchant à enlever la vessie, on la trouve plongée au milieu d'un tissu cellulaire induré, de consistance fibreuse, et ne paraissant pas devoir lui permettre grand mouvement d'expansion. Çà et là, on trouve dans le tissu cellulaire ambiant de petits foyers purulents de la grosseur d'un pois environ, et en incisant la vessie, on en voit dans l'épaisseur même des parois vésicales.

Les parois vésicales sont fermes, très-épaisses, inséparables en certains points du tissu cellulaire dans lequel il faut la sculpter.

Incisée et vue par sa face interne, la muqueuse présente des plaques d'un noir ardoisé. Sur d'autres points elle est rouge, injectée, extrêmement vasculaire, enfin elle présente çà et là des points ramollis et de petites ulcérations. La prostate est volumineuse, et sa base fongueuse fait saillie dans la cavité vésicale.

Les uretères sont sains, non dilatés.

Obs. XXV. — Rétention d'urine incomplète avec distension. — Polyurie. — Troubles dyspeptiques.

Léopold, 64 ans, entré à la salle Saint-Vincent, le 30 novembre 1877.

Ce malade a eu de l'incontinence infantile jusqu'à l'âge de 7 ans. Il a toujours été long à uriner, même étant jeune.

Depuis deux ans, la difficulté de la miction a commencé, mais les envies n'étaient pas plus fréquentes à cette époque.

Il y a un mois, le malade s'aperçut qu'il urinait dans son lit, quoiqu'il se réveillât 4 ou 5 fois par nuit pour pisser. L'incontinence n'existait pas le jour, mais les mictions étaient assez fréquentes. Le malade se plaint également d'avoir depuis lougtemps une soif excessive. Facies jaune terreux, jambes enflées.

Urines troubles très-décolorées : 2,500 grammes par jour.

Toucher rectal. — Prostate grosse.

Le malade ne vide pas sa vessie complétement.

Le 3 décembre. Le malade se plaint de n'avoir pas d'appétit, et de digérer difficilement; il a de la peine à mâcher ses aliments surtout le pain.

Le 6. Même état digestif. Le malade rend en vingt-quatre heures près de 3,000 grammes d'urines.

Le 10. Les urines sont un peu moins décolorées.

Le 25. Le malade rend un peu moins d'urines en 24 heures; il pisse assez souvent et peu à la fois. La vessie se vide mieux.

Le 18 janvier 1878. Sort très-amélioré.

Obs. XXVI. — Néoplasme de la prostate. — Evacuation incomplète de l'urine. — Polyurie. (Obs. personnelle.)

Pellin, 63 ans, entré le 7 mai 1878, service de M. Guyon, salle Saint-Vincent, n° 9.

Depuis 12 jours, le malade ne peut presque pas uriner; il a une rétention à peu près complète; depuis longtemps il a des envies fréquentes le jour et la nuit, de la douleur à la fin des mictions; il ne vide pas sa vessie.

Il y a quinze jours il y a eu une hématurie.

La vessie remonte jusqu'au niveau de l'ombilic.

Par le toucher rectal on sent la prostate dure, bosselée, très-volumineuse, principalement à droite.

Les ganglions inguinaux du côté droit sont très-volumineux et un peu douloureux.

L'état général est bon. L'appétit a diminué, et la langue est sèche, acide. Diarrhée très-abondante.

Le malade est anxieux, les respirations sont fréquentes : 28 R. par minute.

Le pouls est régulier et bat 90.

On vide la vessie. Les urines sont claires.

On sonde le malade 3 fois par jour : à 9 heures du matin, à 5 heures et à 11 heures du soir.

La quantité d'urine est à peu près égale le jour et la nuit, mais elle est augmentée. (En moyenne, 3,200 gr. en 24 h.).

Le 8 mai. En 24 heures, 3,250 gr. d'urines claires.

Le 9. 3,560 gr. Pas de fièvre. 40 R. par minute.

Le 10. Diarrhée très-abondante.

3,550 gr. d'urine ; 48 R. par minute.

Le 13. Même état. Un peu de sang à la fin du cathétérisme. 36 R. par minute. 36.25 gr. d'urine, contenant 8 gr. d'urée par litre, c'est-à-dire 29 gr. en 24 heures.

Le 14. Diarrhée. Oppression. Rien dans les poumons. Pouls régulier, 96. R. 36. Température normale.

Le 16. Toujours selles diarrhéiques. Plus de sang dans les urines. La quantité oscille toujours entre 3,200 et 3,600.

Le 22. Le malade se sonde lui-même. La fréquence des respirations a disparu. La diarrhée a cessé. Le malade est assez bien, il conserve seulement de la polyurie.

Le malade est dans la salle encore actuellement (juillet), n'ayant plus que de la polyurie, et quelques troubles gastro-intestinaux peu marqués.

Obs. XXVII. — Rétrécissement probablement traumatique. — Evacuation incomplète de l'urine. — Polyurie. (Résumé. Observation personnelle.)

Barisien, 19 ans, entre pour la troisième fois le 3 avril 1872, service de M. Guyon.

Pas de blennorrhagie. Depuis un an, rétention d'urine de temps en temps. Le malade s'est fait sonder en ville et on a fait une fausse route.

8 avril. Difficulté très-grande pour introduire une petite bougie n° 10 dans la vessie.

Le 9. Le malade n'a pas uriné, la vessie remonte jusqu'à l'ombilic. Souffrances très-grandes. Pouls irrégulier.

M. Guyon cherche à pratiquer l'uréthrotomie, mais ne peut passer la tige du conducteur. On laisse la bougie armée dans le canal. Le malade vide un peu sa vessie.

Le 13. On fait l'uréthrotomie interne.

A la suite de l'opération, le malade n'a pas d'accidents et sort à peu près guéri le 12 janvier 1872.

Jusqu'au mois de novembre 1877, notre malade n'a rien éprouvé d'anormal. Depuis cette époque, il a eu par moments de grandes difficultés pour uriner et était obligé de faire des efforts qui amenaient la défécation. Le jour, il urinait toutes les heures, mais la nuit il dormait sans se réveiller. Le 31 décembre, il eut une légère hématurie.

Actuellement la vessie est dilatée, le malade urine souvent, mais ne vide pas sa vessie. Les urines sont troubles, décolorées, mais sans dépôt.

13 janvier 1878. Urines. Jour. 2500 gr. / Nuit. 1700 gr. } 4200 gr.

Le 14. Jour. 2000 gr. / Nuit. 1500 gr. } 3500 gr.

Le 15. Exploration du canal. La boule n° 5 seule peut pénétrer dans la vessie.

Jour. 2200 gr. / Nuit. 1500 gr. } 3700 gr.

Le 17. On laisse la bougie n° 6 à demeure.

Jour. 1500 gr. / Nuit. 2000 gr. } 3500 gr. en vingt-quatre heures.

Le 18. Jour. 1500 gr. / Nuit. 2000 gr. } 3500 gr.

Le 19. On retire la bougie et on en met une autre à demeure.

Jour. 1700 gr. / Nuit. 2200 gr. } 3900 gr.

Le 20. Jour. 1400 gr. / Nuit. 2100 gr. } 3500 gr.

Le 21. Jour. 1200 gr. / Nuit. 1700 gr. } 2900 gr.

Le 22. Jour. 1700 gr. / Nuit. 2200 gr. } 3900 gr.

La bougie est retirée; on voit qu'elle n'avait pas pénétré dans la vessie, elle était repliée dans le canal. Le malade n'a pas souffert.

Le 23. Jour. 1500 gr. / Nuit. 2400 gr. } 3900 gr.

Le malade urine beaucoup mieux, moins souvent et sans souffrance.

Le 24. Jour. 1500 gr. / Nuit. 2100 gr. } 3600 gr.

Le 25. Jour. 1600 gr. / Nuit. 2300 gr. } 3900 gr.

Le 26. Jour. 1500 gr. / Nuit. 2000 gr. } 3500 gr.

Le 27. Jour. 1600 gr. / Nuit. 2200 gr. } 3800 gr.

Le 28. Jour. 1500 gr. / Nuit. 1500 gr. } 3000 gr.

On continue les bougies à demeure. Le malade est très-amélioré.

M. Guyon lui propose l'uréthrotomie interne, mais il quitte l'hôpital avant l'opération.

Obs. XXVIII. — Hypertrophie prostatique. — Rétention avec distension. — Incontinence. — Polyurie.

Pelizot, 77 ans, entré le 15 novembre 1876, salle Saint-Vincent, n° 22, malade depuis le 2 novembre.

Avant cette époque le malade pissait assez souvent, deux ou trois fois la nuit.

Depuis ce moment il ne peut plus uriner; quand il fait de violents efforts il rend quelques gouttes d'urine.

La vessie forme au-dessus du pubis une saillie ovoïde qui remonte à trois travers de doigt au-dessus de l'ombilic.

Incontinence par regorgement.

OEdème des membres inférieurs depuis huit jours.

Au début de la maladie, les selles ont été sanglantes.

La langue est belle, humide.

Le canal est libre. Cathétérisme évacuateur.

2,550 gr. en vingt-quatre heures. Pas de sang à la fin, mais l'urine est trouble, un peu brunâtre.

17 novembre. Sonde à demeure.

Matin. 1800 gr. }
Soir. 2700 gr. } 4500 gr.

Les 18, 19 et 20. En vingt-quatre heures.			4000 gr.
Le 21.	—	—	3000 gr. La sonde s'est retirée.
Le 22.	—	—	3500 gr. Sonde à demeure.
Le 23. Le malade a un peu de fièvre.			1000 gr.
Le 24.	—	—	1000 gr.
Le 25.	—	—	2000 gr.
Le 26.	—	—	2200 gr.
Le 27.	—	—	2200 gr.
Le 28.	—	—	1500 gr.
Le 29.	—	—	1700 gr.
Le 30.	—	—	2000 gr.
2 décembre.	—	—	1500 gr.
Le 3.	—	—	1500 gr.
Le 4.	—	—	1000 gr.
Le 6.	—	—	1500 gr. On retire la sonde.
Le 7.	—	—	1750 gr.

Le 8. — — 1750 gr.
Le 9. — — 1500 gr.
Le 12. — — 1800 gr.

Le 18. Le malade meurt après une période adynamique, subdélirium et coma depuis plusieurs jours.

Obs. XXIX. — Hypertrophie de la prostate. — Rétention incomplète avec distension. — Polyurie.

Vanné, 71 ans, entré le 10 septembre 1876, salle Saint-Vincent, n° 7.

Peu de renseignements sur les antécédents. Le malade se présente avec une rétention d'urine et pisse par regorgement.

La prostate est développée, saillante. Le malade ne vide pas sa vessie.

Pas de fièvre, hoquet, vomissements, muguet, salive acide.

Urines : 1,750 gr. Urines normales, claires. Quelques gouttes de sang à la fin.

Cathétérisme évacuateur. On vide complétement la vessie.

11 septembre.	Jour.	3750 gr.	5250 gr.
	Nuit.	1500 gr.	
Le 12.	Jour.	2125 gr.	3025 gr.
	Nuit.	900 gr.	

Le 13. Le muguet disparaît. Urines acides.

Jour.	1900 gr.	2700 gr.
Nuit.	800 gr.	

Cathétérisme répété. Un peu de sang.

Le 14. Jour et nuit. 1,250 gr.

Les 15, 16, 17. En vingt-quatre heures. 2,500 gr.

Le 19. Urines très-légèrement acides, un peu troubles. Augmentation de la quantité. 3,250 gr.

Sonde à demeure.

Le 20. En vingt-quatre heures. 3000 gr.
Le 21. — — 2600 gr.
Le 22. — — 1600 gr.
Le 23. — — 1500 gr.

Le 24. On enlève la sonde à demeure : 2,250 gr. On le sonde deux fois la nuit.

Le 25. On replace la sonde à demeure. 1750 gr.
Le 26. — — — 1500 gr.
Le 27. En vingt-quatre heures. 2,000 gr.

Le 28. — — 3000 gr.
Le 29. — — 2200 gr.
Le 30. — — 2000 gr. Un peu de pus.
Le 31. — — 2000 gr.
1er novembre. — 1500 gr.
Les 2 et 3. — 1600 gr.

Le 4. On enlève la sonde à demeure.

Le 5. On remet la sonde, le malade ne pouvant passer la nuit sans être sondé.

Le 6. En vingt-quatre heures. 1500 gr.
Le 7. — — 1000 gr.

Le 10. On enlève la sonde. Depuis ce moment les envies d'uriner sont très-fréquentes, surtout la nuit; l'urine monte à 3,000 gr. et 3,500 gr.

Le 21. En ving-quatre heures. 3500 gr.
Le 22. — — 4000 gr. Peu dans l'urine.
Le 23. — — 2500 gr. Injection dans la vessie au nitrate d'argent.

Du 24 au 30. En vingt-quatre heures. 2,000 gr.

Sort le 30 novembre 1876.

Obs. XXX. — Rétention incomplète avec distension. — Polyurie.

Paly (Adolphe), âgé de 56 ans, jardinier, entré le 24 janvier 1877, salle Saint-Vincent, n° 29.

Il est malade depuis un an, époque à laquelle il a eu sa première rétention. Il a fait des excès de boissons, de bière principalement. Il a toujours uriné beaucoup depuis cette époque jusqu'à son entrée à l'hôpital. Il souffre de douleurs dans le canal pendant la miction, mais nullement avant ou après.

Jamais il n'a eu d'hématuries. Il urine plus facilement couché que debout, mais les mictions sont fréquentes, toutes les vingt minutes environ, et quelquefois involontaires. Un peu de distension de la vessie.

Les fonctions digestives se font mal; soif très-vive, pas d'appétit.

La peau présente une coloration jaunâtre.

Les urines sont pâles, décolorées, abondantes.

25 janvier. Le malade, dans vingt-quatre heures, a rendu 5 litres 1/2 d'urines alcalines.

Le 26. Urines. Nuit. 2500 gr.
Jour. 2000 gr.

Les urines sont troubles; elles contiennent peu de pus qui ne se dépose pas au fond du vase.

Exploration. — Paroi abdominale très-épaisse.

Toucher rectal. — La prostate est peu volumineuse.

En combinant le toucher rectal et la palpation abdominale, on reconnaît que la vessie est volumineuse; ce volume anormal peut dépendre ou bien d'un épaississement des parois, ou bien de ce qu'elle ne se vide pas complétement.

Le canal de l'urèthre est libre.

Le malade a uriné il y a peu de temps. On introduit une sonde dans la vessie, et on retire 450 gr. d'urine assez claire, mais qui ne tarde pas à se troubler.

Par un second toucher rectal, on constate que la vessie a diminué de volume, ce qui indique que le volume anormal n'est pas dû à l'épaississement des parois.

Cathétérisme quotidien.

Le 27. Urines. Nuit. 3000 gr. / Jour. 2250 gr. } 5250 gr.

Le malade boit au moins 3 litres de tisane.

Le 28. Urines. Nuit. 2250 gr. / Jour. 2000 gr. } 4250 gr.

Le 29. Idem.

Le 30. Le malade n'urine plus dans son lit.

Nuit. 2500 gr. / Jour. 2000 gr. } 4500 gr.

Le 31. Urines. Nuit. 2000 gr. / Jour. 2500 gr. } 4500 gr.

1er février. Urines. Nuit. 2250 gr. / Jour. 2250 gr. } 4500 gr.

Densité : 1,1010.

Urée : 7 gr. 15 par litre, c'est-à-dire 32 grammes en vingt-quatre heures. L'urine est alcaline à l'émission ; elle contient du pus ; ni sucre, ni albumine.

2 février. Soif ardente, continuelle.

Le cathétérisme n'apportant aucun soulagement au malade, on le supprime.

Urine. Nuit. 3000 gr. / Jour. 2000 gr. } 5000 gr.

Langue sèche, noire.

Pilules. { Extrait de gentiane. 0,10 / Sulfate de quinine. 0,05 }

Six par jour.

Le soir une pilule d'opium.

Le 3. Soif aussi intense. Pas d'appétit.

1 litre de lait par jour. Le malade boit au moins 5 litres de tisane ou de limonade vineuse.

Urines. Nuit. 2500 gr. } 5000 gr.
Jour. 2500 gr.

Le 4. Urines. } 4750 gr.
Jour. 2250 gr.

Le 5. Dort mieux. Urine de la nuit rougeâtre.

Nuit. 2500 gr. } 4000 gr.
Jour. 1500 gr.

Le jour, le malade a eu la fièvre.

Temp. matin, 37,6,
soir, 37,8.

Le 6. Même état fébrile. Temp. matin, 37,6.
soir, 38,4.

Urines. Nuit. 3000 gr. } 4600 gr.
Jour. 1600 gr.

Le 7. Soif un peu moins vive. La langue est toujours aussi sèche et aussi noire

Urines faiblement alcalines, de coloration chyleuse.

Nuit. 2500 gr. } 4500 gr.
Jour. 2000 gr.

Temp. matin, 38,2.
Soir, 38,2.

Les 8 et 9. Même état, même quantité d'urines.

Même température.

Le 10. La soif diminue. Constipation.

Un lavement purgatif.

Urines. Nuit. 2500 gr. } 4500 gr.
Jour. 2000 gr.

La température reste à 38°.

Le 11. Même état. Même quantité d'urines.

Le 12. Langue un peu moins sèche. Lavement purgatif.

Urines. Nuit. 3000 gr. } 4750 gr.
Jour. 1750 gr.

Urée : 7 gr. 60 par litre ou 31 gr. 80 en vingt-quatre heures.

Densité : 1018 à — 15°.

Acide urique : 0,30 en vingt-quatre heures.

Le 13. La nuit a été mauvaise. Grand abattement. Sueurs abondantes. Urines plus alcalines. En vingt-quatre heures, 2,500 gr.

Le 14. Mort à 3 heures du matin.

Obs. XXXI. — Rétention incomplète. Polyurie.

Maurice (Joseph), charpentier, 65 ans. Entré à la salle Saint-Vincent le 16 avril 1877.

Le malade a eu une seule blennorrhagie en 1840, qui est passée à l'état chronique.

Il souffre depuis six mois.

La rétention est survenue tout à coup, sans cause appréciable. Une légère hématurie a précédé de huit jours la rétention.

En pratiquant le cathétérisme, on retire de la vessie une urine neutre, assez abondante.

Le 18 avril. En vingt-quatre heures le malade a uriné { Nuit. . . 3000 / Jour. . . 1500 } 4500 gr.

Le 19. Même quantité d'urines.

Exploration du canal. La bougie olivaire n° 15 passe avec un peu de difficulté au niveau de la région spongieuse. On ramène du pus du fond du canal.

La sonde droite est arrêtée au cul-de-sac du bulbe. La sonde bicoudée pénètre facilement dans la vessie. Le malade a de la cystite, préexistant à sa rétention.

Le 20. 2 litres d'urine. Le matin par le cathétérisme on retire 3/4 de litre.

Le 21. Le malade a eu la fièvre. En tout il n'y a que 2,000 grammes d'urine. On laisse une sonde à demeure.

Le 22. Urines { Nuit. . . 1800 / Jour. . . 1000 } 2,800 gr.

Un peu de sang. Alcalinité rapide.

Le 23 avril. Urines { Nuit. . . 1500 / Jour. . . 1000 } 2500 gr.

Un peu de sang.

Le 24. Plus de fièvre. Urines { Nuit. . . 1200 / Jour. . . 1000 } 2200 gr.

Elles sont acides à l'émission, mais deviennent alcalines quatre heures après la miction.

Du 25 avril au 30. Urines, 2,000 grammes.

Le 2 mai. Injection d'acide borique 1/100.

Le 3. Les urines conservent leur acidité pendant plus longtemps.

Le 8. On enlève la sonde à demeure; mais il y a de la rétention la nuit. On remet la sonde à demeure.

Du 8 au 18. Le malade rend en vingt-quatre heures 2,500 grammes.

Le 19. Légère hématurie. 2 litres 1/2 d'urine.

Le 21. On change la sonde à demeure. Capsules de térébenthine.

Le 22. Plus d'hématurie.

Le 23. Diminution de la quantité d'urines. 2,000 grammes. Les urines sont encore acides huit heures après l'émission. On laisse la sonde a demeure.

Du 24 au 29. Urine 1,600 grammes en vingt-quatre heures.

Le 30. Perte d'appétit; vomissements bilieux.

Le 1er juin. On enlève la sonde et on met une bougie à demeure. Les jours suivants, l'état général est peu satisfaisant, langue sèche, vomissements, diarrhée.

Le 5. Frisson à 5 heures. Thé au rhum. Prises de quinine.

On sonde trois fois le malade. 1,500 grammes d'urine. Diarrhée.

Le 12. Urines alcalines. La température qui depuis quelques jours oscillait entre 38 et 40° est tombée ce matin à 37°. Réaction acide de la bouche.

Le 15. Amélioration. On continue le cathétérisme jusqu'au 27.

Le 27. Le malade a uriné seul en partie.

Le 30. A uriné seul, environ 1 litre d'urine.

Le 4 juillet. Le malade se sonde lui-même. La quantité d'urines remonte à 2,500 grammes en vingt-quatre heures.

Du 5 au 10. En vingt-quatre heures, 3,000 grammes d'urines.

Du 10 au 30. En vingt-quatre heures, 2,000 gr. acides, mais contenant encore une certaine quantité de pus.

Le 1er août. Le malade ne rend plus que 1,500 grammes d'urine claire avec léger dépôt.

Le 5. Exéat.

Obs. XXXII. — Hypertrophie de la prostate. Rétention incomplète avec distension. Incontinence. Polyurie. Troubles dyspeptiques.

Belmelle, 65 ans, entré le 15 octobre 1877, salle Saint-Vincent, n° 12.

Les accidents ont débuté il y a deux ans; à cette époque les mictions devinrent difficiles et très-longues; les envies étaient fréquentes, surtout la nuit.

Aujourd'hui le malade urine presque toutes les cinq minutes et souffre beaucoup, surtout au début de la miction, principalement depuis six semaines. Il y a de plus incontinence vraie.

La langue est un peu sèche et de réaction légèrement acide; la soif est très-vive, l'appétit médiocre, les troubles digestifs assez notables; il y a des alternatives de diarrhée et de constipation.

La vessie remonte jusqu'à l'ombilic; l'urine est très-limpide, acide de couleur ambrée, sans dépôt même au bout de douze heures. Quantité en vingt-quatre heures, 3,000 grammes.

Le 17. *Exploration*. Canal libre.

Prostate grosse et longue. On évacue une partie du contenu de la vessie, le soir on reprendra l'évacuation progressive.

Urines, 3,000 gram. Densité, 1,010 gram. Matières fixes, 16 gr. 10. Urée, 7,07 pour 1,000, c'est-à-dire 21 gr. 20 par jour. Acide urique, 0,20.

Le 18. On a renouvelé le cathétérisme hier soir. Après ce sondage le malade est resté une heure et demie sans uriner. On laisse la vessie se vider.

Le 19. Le malade a beaucoup souffert quand la vessie a été vide. Même quantité d'urines. Les urines sont un peu troubles. Pas de fièvre. On continue les sondages partiels.

Le 20. Un peu moins de polyurie. Le malade ne rend plus que 2,000 grammes d'urine ; mais elle est moins claire quoique sans dépôt apparent. Le malade reste trois heures sans uriner. On vide la vessie.

Le 21. On vide la vessie matin et soir ; le malade a pu rester six heures sans uriner. Il n'a pas perdu ses urines cette nuit. Pas de fièvre. 2,000 grammes d'urine.

La langue est moins sèche, mais l'appétit n'est pas encore revenu pour les viandes.

Le 22. Le malade se sent beaucoup mieux ; la polyurie diminue (1,750 gr.). En même temps, la vessie est moins distendue.

Le 23. En vingt-quatre heures, 1,650 grammes.

Le 24. En vingt-quatre heures, 2,000 grammes.

Le 25. Les urines redeviennent troubles et plus abondantes ; 3,000 gr. Quelques symptômes de cystite ; le malade a uriné toutes les 1/2 heures.

Le 26. Envies d'uriner de plus en plus fréquentes ; le malade perd souvent son urine. Il commence à se sonder lui-même. Quantité 2,500 gr. Même analyse.

Le 27. Trois cathétérismes dans vingt-quatre heures, 2,800 gr.

Le 28. Id. 3,000 gr.

Le 29. Le malade se sonde lui-même toutes les six heures. Quantité, 3,500 grammes avec dépôt de pus.

Le 1er novembre. En vingt-quatre heures, 2,250 grammes.

La langue est humide ; l'appétit revient un peu.

Les 2-3. Meilleur état général.

Le 4. Le malade se sonde toujours toutes les six heures.

2,000 grammes en vingt-quatre heures, dépôt purulent. L'appétit est nul, la soif vive.

Le 5. 1,800 grammes d'urine trouble, avec pus, neutre.

Le malade sort sur sa demande.

Obs. XXXIII. — Vice de conformation de l'utricule prostatique. Persistance anormale du canal de Müller en forme de poche diverticulaire rétro-vésicale. Soulèvement de la muqueuse vésicale formant valvule et empêchant la miction. Dilatation consécutive des uretères et hydronéphrose double. (Obs. *résumée.*) Par M. Barth interne des hôpitaux. (Pièce présentée à la Société anatomique en novembre 1878.)

Burlet (Victor), âgé de 6 ans, entré le 28 août 1878 à l'hôpital des Enfants. Service de M. Labrie.

Cet enfant élevé en nourrice à la campagne paraît avoir été mal soigné, mal nourri; on ne peut recueillir sur son compte que des renseignements fort vagues. Depuis une grave maladie qu'il a faite il y a un an, et qu'on a appelé fièvre cérébrale (?), il a éprouvé une difficulté croissante pour uriner; la miction malgré les plus grands efforts ne se faisait que goutte à goutte et très-incomplétement. Il y a eu des douleurs vives dans le ventre dues sans doute à la distension de la vessie. Depuis quelques mois perte d'appétit, amaigrissement.

Amené à Paris il y a deux jours, il a été présenté à M. de Saint-Germain, qui l'a d'abord supposé atteint de la pierre, l'a examiné, a constaté l'absence de tout calcul vésical, et en conséquence l'a fait passer en médecine.

État à l'entrée (28 août). Le facies est amaigri, le teint jaunâtre, la peau sèche et flasque, l'habitus général chétif.

Point de toux ni de dyspnée ; sonorité thoracique et respiratoire satisfaisante. Cœur normal.

L'appétit est très-inégal et diminué, la soif vive, langue jaunâtre. Sensibilité normale au creux épigastrique, pas de vomissements ni de diarrhée.

Le ventre est gros et ballonné. La vessie forme un globe arrondi et rénitent de forme régulière qui remonte jusqu'à l'ombilic. La pression à sa surface détermine une envie extrême d'uriner, mais la miction volontaire est impossible; de temps en temps quelques gouttes s'échappent par regorgement; une petite quantité d'urine est également rendue dans l'action d'aller à la selle, mais la vessie reste pleine.

Le cathétérisme est effectué à l'aide d'une sonde métallique sans obstacle et même sans notable difficulté; il amène l'évacuation d'environ un demi-litre d'urine, pâle, louche, légèrement lactescente, qui laisse déposer par le refroidissement une petite quantité de globules de pus.

L'exploratiou simultanée par la sonde et par le toucher rectal ne révèle aucune tuméfaction prostatique; l'extrémité de la sonde est sentie nettement à travers le bas-fond de la vessie, sans interposition d'aucun corps anormal.

Une fois la vessie vidée, l'enfant éprouve un soulagement notable, et ne se plaint plus que de quelques douleurs de reins. En dehors de la rétention d'urine, on ne constate aucun trouble fonctionnel bien défini.

Pendant le mois suivant l'état général se modifie peu; la rétention persiste avec les mêmes caractères, et nécessite le cathétérisme qui est pratiqué deux fois par jour ; l'urine s'écoule d'abord avec force, mais bientôt la vessie reste inerte, et ne peut être entièrement vidée qu'à l'aide de pressions réitérées sur l'hypogastre. Les urines sont en quantité normale, un litre environ par jour ; elles sont louches, comme lactescentes et renferment une notable quantité de pus ; néanmoins leur odeur est faible et nullement ammoniacale.

Le 24. Après une courte promenade dans le jardin de l'hôpital, l'enfant est pris d'un frisson intense suivi de fièvre. Le soir, T. 40,3. Céphalalgie et douleurs de reins. Le cathétérisme est plus douloureux que d'habitude ; il y a de la sensibilité dans le ventre et à la région lombaire.

Les jours suivants, la fièvre continue avec force rémissions matinales; pas de nouveaux frissons. Rien au thorax. Appétit nul, diarrhée, affaiblissement progressif. La rétention d'urine persiste.

Le 6 octobre. Même état ; coliques, diarrhée muqueuse abondante.

Le 16 octobre. La fièvre a pris une allure très-irrégulière ; la température du matin oscille entre 38° et 39° ; celle du soir tantôt ne dépasse pas ce chiffre, tantôt atteint 40°. Le cathétérisme devient très-douloureux ; le malade accuse une sensibilité extrême au niveau de la région prostatique, le passage de la sonde détermine une érection intense, et une contraction spasmodique de la vessie qui chasse l'urine en un jet énergique ; mais cette contraction cesse bientôt et le réservoir urinaire redevenu flasque ne peut être entièrement vidé.

Le 18. Les caractères des urines n'ont pas changé ; la maigreur est extrême ; les forces continuent à diminuer.

Le 20. Un peu de cystite aiguë avec envies incessantes d'uriner. Urines sanguinolentes. Sensibilité excessive à la pression au niveau de l'hypogastre et des régions lombaires surtout à gauche.

Le 24. Agitation, fièvre, dyspnée excessive. Sonorité thoracique. Le soir battements du cœur tumultueux. Souffle systolique léger à la base, avec léger frottement péricardique. T. 39,6. L'enfant succombe à deux heures du matin.

Autopsie. — *Cerveau.* — Normal.

Méninges. — Fortement injectées.

Cœur. — Volumineux. Les cavités droites dilatées sont remplies de caillots blanchâtres qui se prolongent dans l'artère pulmonaire. Les cavités gauches sont vides. Valvules normales. Péricarde sain.

Poumons. — Congestionnés à la base. Plèvres saines. Tout l'intérêt de l'autopsie se concentre sur l'appareil génito-urinaire.

Les reins égaux en dimension à des reins d'adulte débordent de chaque côté de la colonne lombaire. Les uretères dilatés atteignent le volume de l'intestin grêle ; ils sont flexueux, contournés sur eux-mêmes, et constituent de véritables circonvolutions, avant d'atteindre la vessie qui est globuleuse, et remonte presque jusqu'à l'ombilic.

Le rein gauche est le plus volumineux des deux ; la capsule fibreuse est épaisse ; le bassinet, les calices considérablement dilatés ont comprimé les pyramides qui sont élargies et affaissées ; à l'œil nu le parenchyme rénal paraît sain dans toute son étendue, sauf en quelques points où il offre une teinte grisâtre rappelant celle du pus. L'examen microscopique a démontré en ces points un état catarrhal des parois des tubuli, avec de petits abcès intra-canaliculaires ; il y avait de plus uue prolifération considérable du tissu conjonctif interstitiel. Le bassinet dilaté offre une surface lisse et blanche sans aucune trace de pyélite.

Le *rein droit* est moins volumineux que le rein gauche dont il reproduit à peu près toutes les lésions, mais le tissu propre est plus atrophié, les papilles sont pâles, affaissées, les pyramides offrent une consistance presque scléreuse, l'uretère est plus dilaté et l'orifice vésical admet facilement le petit doigt.

En avant de l'uretère droit est un autre canal plus rectiligne, assez régulièrement cylindrique et si semblable à l'uretère qu'il serait facilement confondu avec lui. Ce conduit ne communique pas avec le rein ; il prend naissance par une extrémité effilée au niveau de la capsule surrénale, et paraît en rapport à ce niveau avec un petit groupe de kystes transparents, gros comme des lentilles, dans lesquels il est aisé de reconnaître un reste du corps de Wolf. De cette origine il se porte en s'élargissant obliquement en dedans et en bas, s'accole au bassinet, puis à l'uretère qu'il recouvre, accompagne celui-ci jusqu'à son extémité inférieure, et plonge en dedans de lui sous le bas-fond de la vessie où on le perd de vue. Incisé dans sa longueur, ce conduit laisse écouler un liquide blanchâtre, assez semblable à l'urine purulente qui remplit les uretères et la vessie, mais plus lactescent, et paraissant ptus concentré. L'extrémité supérieure se termine en cul-de-sac au niveau des kystes décrits plus haut ; l'extrémité inférieure s'engage sous la vessie, passe entre la musculeuse et la muqueuse qu'elle soulève et va s'ouvrir dans l'utricule prostatique par un orifice qui admet sans difficulté un stylet de gros calibre.

Du côté opposé, on ne découvre rien de semblable au canal anormal qui vient d'être décrit.

La vessie présente des parois épaisses, considérablement hypertrophiées; la muqueuse inégale, ecchymosée par places, offre les lésions du catarrhe chronique; la musculeuse très-developpée, dessine des colonnes charnues dirigées *transvcrsalement*. Au microscope, les faisceaux charnus se montrent augmentés de volume, mais enveloppés par des travées épaisses de tissu conjonctif qui les étouffent en beaucoup de points. Le trigone vésical est déformé par la dilatation considérable de l'uretère droit; de plus, à sa partie antérieure et un peu à droite de la ligne médiane, on remarque un soulèvement de la muqueuse, dû au passage à ce niveau du conduit anormal qui aboutit à l'utricule prostatique; la muqueuse ainsi soulevée forme une sorte de valvule, très-capable de s'appliquer sur le col vésical et d'en oblitérer plus ou moins complètement la lumière.

Les canaux déférents, les vésicules séminales, les canaux éjaculateurs offrent leur forme et leur disposition ordinaires; la prostate n'est pas augmentée de volume, enfin le canal de l'urèthre parfaitement sain dans toute sa longueur n'offre ni déviation, ni rétrécissement.

L'organe supplémentaire que nous voyons s'étendre depuis le corps de Wolf jusqu'à la prostate, ne saurait être autre chose que le conduit de Muller, persistant d'une façon normale.

Cette anomalie de développement a été l'origine d'une série de désordres bien remarquables au point de vue clinique. Soulevée par ce conduit qui passe au-dessous d'elle, la muqueuse du bas-fond de la vessie s'est trouvée transformée en une sorte de valvule évidemment capable d'obturer l'orifice du col vésical et d'apporter à la miction un obstacle presque insurmontable. Soit que le conduit anormal ait été distendu par une sécrétion de ses parois, soit que par suite d'une rétention accidentelle d'urine, l' liquide urinaire ait reflué par l'utricule prostatique, toujours est-il que le diverticule placé sous la vessie s'est, à un moment donné, rempli, que la muqueuse vésicale soulevée est venue s'appliquer sur le col vésical et faire l'office d'obturateur, et que la rétention d'urine s'en est suivie avec toutes ses conséquences, dont la dernière a été l'hydronéphrose double qui a fini par amener la mort du malade.

CONCLUSIONS.

1° La rétention incomplète d'urine ne doit pas être envisagée comme une affection localisée exclusivement à l'appareil urinaire. Elle peut, il est vrai, pendant longtemps, n'intéresser que les organes en rapport directement avec la sécrétion et l'excrétion de l'urine; ce sont les cas exceptionnels. Parfois l'attention du malade est portée de préférence sur le mauvais état des voies digestives, état qui peut être le symptôme initial ; mais quel que soit le mode de début, toujours ou du moins presque toujours la plupart des appareils de l'économie sont intéressés par la maladie.

2° Les lésions vésicales les plus importantes consistent dans l'hypertrophie générale de chaque tunique, hypertrophie portant aussi bien sur les éléments propres que sur les éléments interstitiels.

3° Les obstacles prostatiques agissent principalement sur la couche profonde circulaire et plexiforme de la vessie, en donnant naissance, le plus souvent, à des colonnes horizontales, tandis que les obstacles uréthraux manifestent leur action, surtout sur la couche externe longitudinale.

4° Ces altérations sont sous la dépendance intime du processus inflammatoire. A l'hypertrophie musculaire, succède l'emprisonnement des fibres contractiles par le tissu conjonctif de nouvelle formation, ce qui explique l'impuissance des contractions vésicales. A la cystite hypertrophique fait seule une véritable cystite interstitielle.

5° Dans les reins, nous trouvons la néphrite interstitielle et la néphrite suppurée (rein chirurgical).

6° Les principaux symptômes sont la fréquence et la douleur des mictions, la stagnation de l'urine, l'incontinence, la polyurie, les troubles digestifs, la fièvre, soit à l'état continu, soit sous forme d'accès isolés.

Enfin survient l'empoisonnement urineux et la cachexie.

7° Le pronostic est toujours assez grave (sauf le cas de rétrécissement).

8° Quant aux indications du traitement, nous croyons que si, dans certains cas, elles s'imposent, dans d'autres cas, elles sont subordonnées à diverses circonstances dont l'expérience seule peut déterminer la valeur. Il en résulte que la conduite du chirurgien ne peut pas être tracée à l'avance, et qu'il ne doit pas être absolu dans le choix de son intervention. Il ne faut ni toujours proscrire les sondes à demeure, ni reculer obstinément devant les cathétérismes répétés. Ces deux méthodes ont leurs inconvenients et leurs avantages ; il faut donc se rendre compte de leur opportunité, les essayer tour à tour, au besoin, sans parti pris, avec l'esprit d'éclectisme qui résulte de toute expérience.

Paris. — A. PARENT, imprimeur de la Faculté de Médecine, rue M.-le-Prince, 29-31.

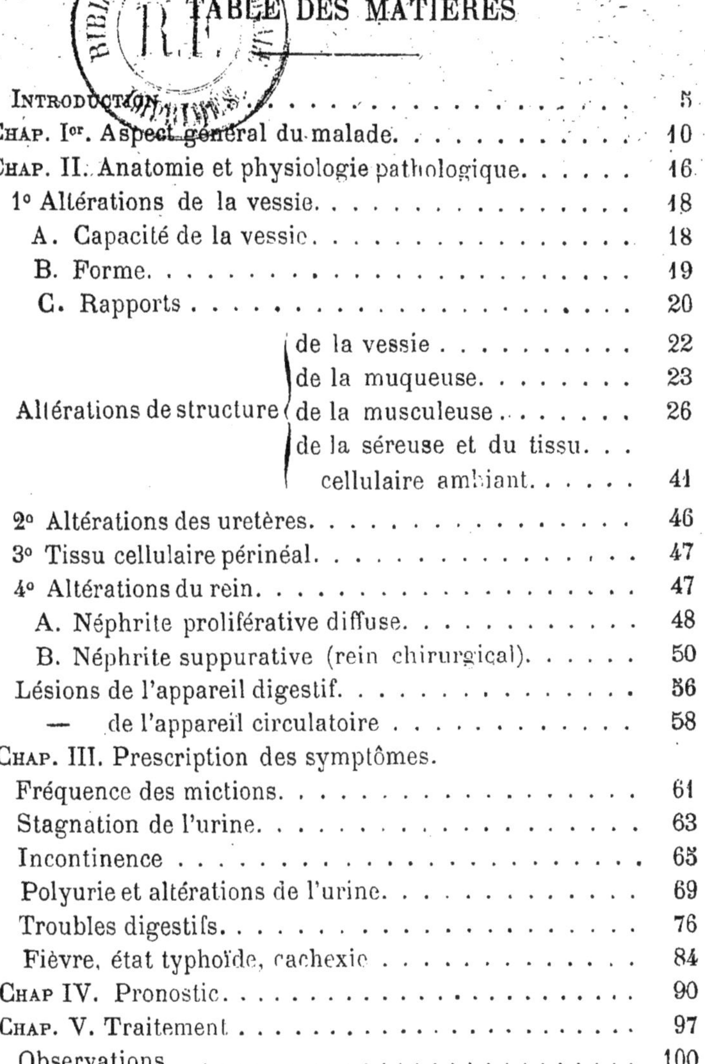

TABLE DES MATIÈRES

Paris. A. PARENT, imprimeur de la Faculté de Médecine, rue Mr-le-Prince, 31

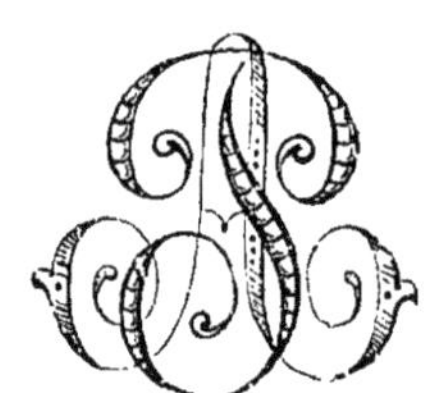

BIBLIOTHEQUE NATIONALE DE FRANCE
3 7531 02456920 5

www.ingramcontent.com/pod-product-compliance
Ingram Content Group UK Ltd.
Pitfield, Milton Keynes, MK11 3LW, UK
UKHW020149220726
13923UKWH00001B/442